# はじめに

「食べ物由来の微生物がわたしたちの健康や社会とどのような関わりをもっているのだろうか」、ということについて、いくつかのトピックスを巡りながら答えてみよう、というのがこの本の成り立ちです。

本の出版間際に〝毒入りぎょうざ〟の事件があり、微生物とは関係がないものの、食中毒がわれわれの社会にたいして、大きな影響、ときには衝撃を及ぼすことが、まざまざと示されました。食中毒が社会に与えるこのような衝撃と、それにともなう大きな損失について、この本ではまずはじめに考察しています。

ついで、そのような食中毒を引き起こす微生物たちの中から、代表的な種類を選んで、その性質や、自然界・食物中での生態についてのスケッチをこころみました。よく知られているサルモネラや腸炎ビブリオなどのほかに、近年話題になっているノロウイルス・カンピロバクター・リステリアなどについても、紹介しています。

わたしたちの健康に関わる微生物は、食中毒細菌だけではありません。食べ物の腐敗や発酵に関係する微生物も、人の生活や健康に大きな影響を及ぼしています。そのような微生物についてもいくつかの章で取り上げました。

この本全体を通して、食べ物に関係する微生物とその役割を、環境との関連で、つまり、「生態系に生きる微生物」、「人間社会と微生物」という視点で掘り下げてみたつもりです。取りあげたトピックスは、それぞれ独立しているので、目次をご覧になり、興味をもたれるものから読んで頂ければ幸いです。

二〇〇八年一月

清水 潮

目次

目　　次

# 食中毒のリスクと人間社会

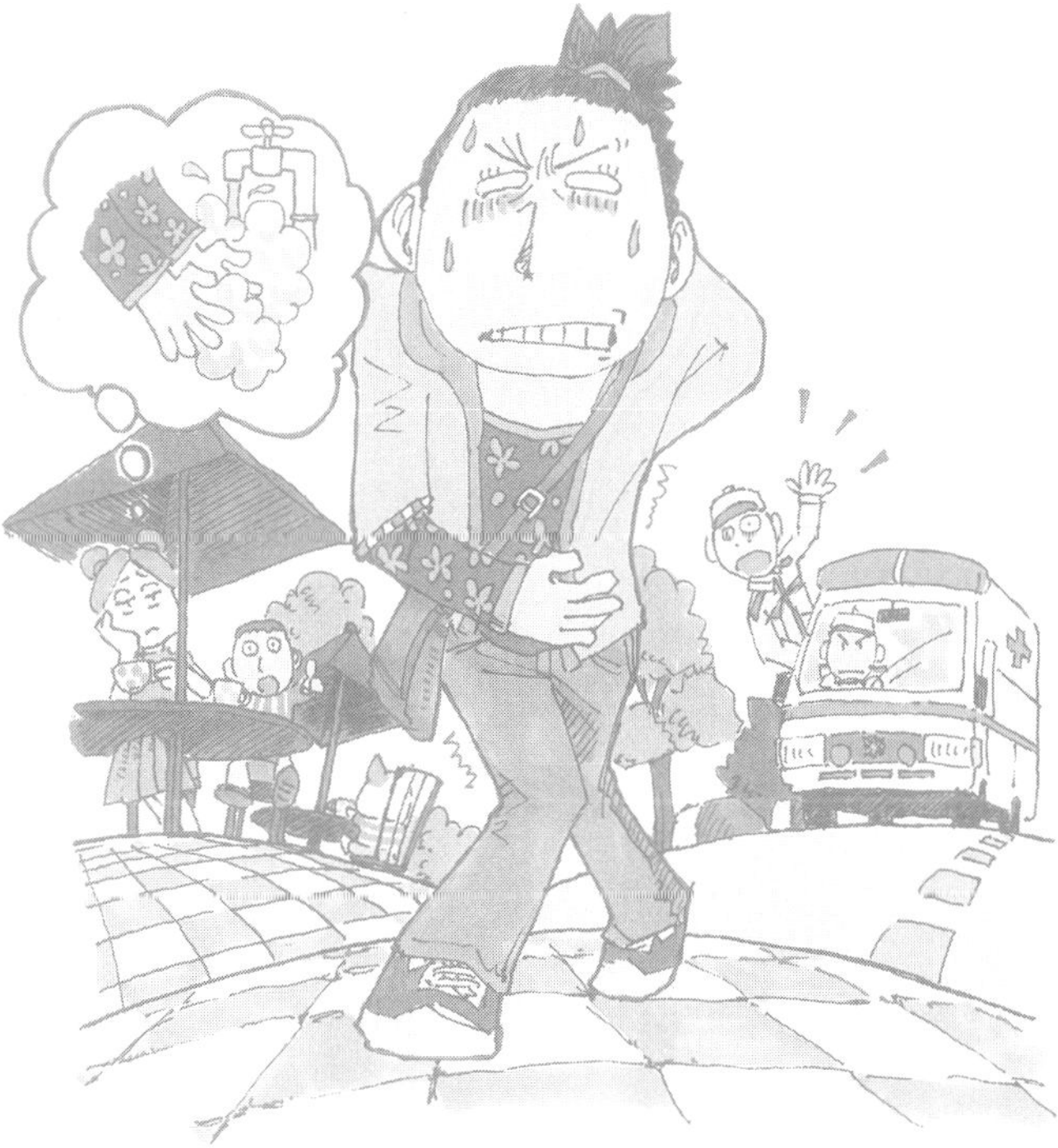

# 1. 社会現象としての食中毒
## ――莫大な食中毒のコスト

### 病気としての食中毒

食中毒は、病気としては重いものではありません。食中毒によるわが国の死者は統計では年間ほぼ七、八人となっています。原因の多くはフグとキノコで、微生物による食中毒の死者は年間三人程度、その実数は統計よりはるかに多いとしても、年に数百人から一千人程度でしょうか。アメリカの食中毒による死者が年間一九〇〇～三九〇〇人と推定されているところから、この数字は実際とそれほどかけ離れてはいないでしょう。いずれにせよ、ガンの死者二十二万人、心臓疾患の死者十五万人とはとても比べられないにせよ、喘息による死者が一万人、今は忘れられかけている結核で死ぬ人がいまだに三千人近いのと比べても、問題にならないくらい低い数字です。

それに、たとえ食中毒にかかったとしても、多くの場合、腹痛、下痢という程度の症状で、その経過も軽く、一、二日で治ってしまうのが普通で、厄介な病気とは言えません。もちろん、コレラ、病原性大腸菌O157-H7、あるいはリステリアのような例外はあります。それらについては後にいくつかのトピックスの中で取り上げます。

医学の世界でも、食中毒はしばしば軽視されます。昔、千葉大学の腐敗研究所で、食中毒細菌や腐敗細菌を研究をしていた頃、「ゴミ箱あさりをしないようにね」と、薬理学系の助教授から注意をうけたことがありました。つまり、食品微生物を相手にするようなテーマは医学の片隅に捨てられたゴミと見なされていたのです。

## 社会現象としての食中毒

けれども、食中毒には単なる病気とは違う、もう一つの顔があります。それはつまり、社会に対して大きなインパクトを与えるという性格です。これは例えば、日々起こる車の事故が、年に数千の死者と百万人近い負傷者を出しながらも日常的な事件として軽く扱われるのに対して、年に数件あるかないかの航空機事故が世間に大きな衝撃を与えるのに似ています。

例えば、ある日、帰宅した小学生が腹痛を訴え、吐き、下痢が続く…、というところから始まり、つぎつぎに同じ症状の子どもが現れる。食中毒だろうか、原因は何か、どこまで広がるのか、生命に危険はないのか、というような不安が地域全体に広がります。学校、給食事業者、病院、保健所、行政機関のすべてが騒ぎに巻き込まれます。さらにマスメディアがこのときとばかり事態を過大に報道して騒ぎに輪をかける…、というのが食中毒です。

つまり、食中毒は病気という側面ばかりでなく、社会不安を引き起こす事件という、もう一つの側面をもっているのです。

## 「アバディーンのチフス事件」

イギリス・スコットランド東北の港町、アバディーン市で、一九六四年五月二十日、二人の患者が腸チフスと診断されました。その後もチフスと疑われる患者がつぎつぎに市内各地の病院にかつぎ込まれ、最終的には五〇七人の感染者が確認され、そのうち四八七人が入院しました。また、チフスが直接の死因かどうかは疑わしいものの、三人の死者が出ました。

原因を究明するため、患者の食事歴を二週間以上にさかのぼって追跡するという困難を極めた調査の結果、原因がアルゼンチンから輸入されたコーンビーフの缶詰にあったことが突き止められました。アルゼンチン政府はこれに対して抗議の声明を出します。けれども、この缶詰を食べた人たちだけが発症しており、また、微生物学的な検査によっても、コーンビーフの缶詰に患者と同じ型のサルモネラが検出されたので、疑いの余地はありません。加熱滅菌された缶詰を現地の汚れた川の水で冷却していたために、密閉不良で隙間のできた缶詰にチフス菌が侵入し、増殖したものと推定されました。

アバディーンのチフス事件は、二十世紀後半のイギリス社会に、食中毒事件としては最大の衝撃を与えたと言われ、今なお、この事件についての研究が続けられています。わたし自身、たまたま事件直後のアバディーンに着き、その後十カ月間現地の研究所に滞在するという運命に巡り合い、事件の波紋を身をもって感じることができました。

事件当時、イギリス農水食料相であったサー・マイケル・フランクリンが事件を回想して、「事件そのものよりも人々の憂慮が問題だった」と述べているように、アバディーンは「災いの都市」として、一時期イギリス社会から心理的に隔離されました。アバディーン市民は他の都市に出かけても、チフス予防ワクチンの証明書を持たなければホテルに泊ることすら拒否される始末。「汚れた都市」の汚名をすすぐために、最終的にはエリザベス女王の訪問を待たなければなりませんでした。

この事件はまた、テレビのもつ大きな影響力が初めて明らかになった点でも歴史的な意義をもつことになります。事件の処理チームがテレビでの報道を最大限に利用したことが、この動きを助長しました。これは、一面では事件の推移が速やかに市民に浸透したという利点をもつと同時に、他面ではこの事件を極端に膨らませ、実像とはかけ離れた大きな社会問題にしてしまいました。そのことが、アバディーン市民にも英国のコーンビーフ産業にも大きな後遺症を残したと指摘されています。

このように、テレビという新しいマスメディアの影響は非常に大きく、とくに専門の研究者がテレビに登場したことで広範な市民に影響を与え、それがさらに、自治体や国の政策に影響するというパターンが、これ以後の社会にしばしば見られるようになりました。

この事件と、それがイギリスの政治・社会に及ぼした影響は、二〇〇五年に出版された『食中毒、政策と政治――１９６０年代英国でのコンビーフとチフス――』（注１）という本に詳しくまとめられています。

## 食中毒のコスト

食中毒事件の社会に対する大きな影響は、当然ながら経済面まで及びます。問題を起こした企業は、ときには想像を超える額の負担を強いられることになります。食中毒事件を起こしたために破産・倒産した事例は、日本でも外国でも数えきれません。そこまでいかなくとも、食中毒事件は企業にとって大きな損害を負わせます。

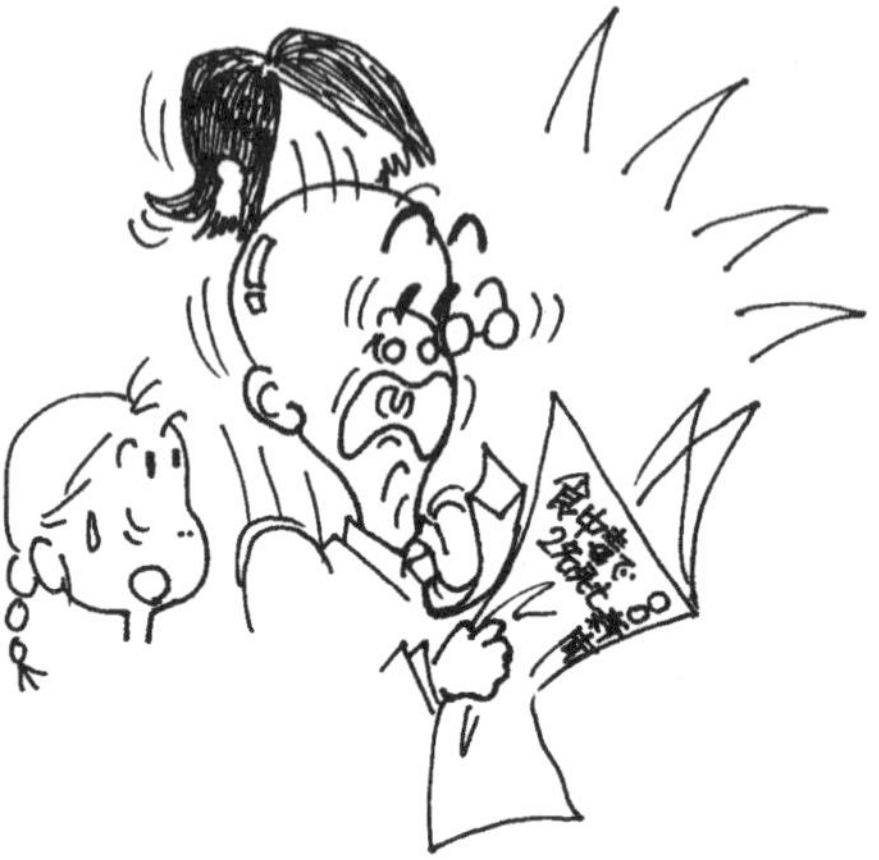


このような食中毒事件の経済面についての研究は、日本ではほとんどありませんでした。確かに、患者の入院費や治療費、薬品代、働けなかった時間の損失、さらには死者が出た時の補償など、直接病気に関わる費用を事細かく計算するだけでも面倒です。さらに、問題を起こした食品の回収と製造停止による損失、患者への補償あるいは訴訟費用、果ては工場の閉鎖から企業倒産に至るまで、当該企業の被るさまざまな損失の計算があります。また、その業界についても、関連食品が売れなくなるという被害が出ますし、一方、行政側でも検査、広報、救急医療などの費用がかかります。これら数多くの項目の一つ一つを拾い上げて全体のコストを算出することは極めて困難な作業であり、しかも、結局のところ完全を期すことができません。

日本ではこのような観点に立ったコストの計算は「学者が金の勘定をするのは…」という感覚があるのか、あまり積極的に取り組まれていないようです。けれども、外国では、食中毒のコストについては以前から多くの研究があり、その中でもカナダ保健省微生物危害局のトッド博士の研究はよく知られています。先の「アバディーンのチフス事件」についても、トッドさんは事件の経済的側面の研究を行っており、それによると直接の損害は当時の金額で一億六四〇〇万米ドル（日本円でほぼ一九七億円）に達し、その大部分はコーンビーフ缶詰に関連する業界の損失であったとされています。

経済的に大きな損害をもたらした食中毒のもう一つの例を、トッドさんの研究からみてみましょう。

一九八二年にベルギーで若い夫婦がサケの缶詰を食べてボツリヌス食中毒にかかり、夫が死亡しました。この事件では、輸送中に変形した缶を現場で直すための器具に欠陥があり、缶に穴が空いてボツリヌス菌が侵入したことが原因と推定されました。同様の欠陥が他工場の製品にも見つかり、アメリカ、イギリス、カナダ、オーストラリア、ニュージーランドなどの国々で、総計八〇万缶以上の缶詰が回収されました。

この事件で、カナダ、アラスカの缶詰業界は大きな打撃を受けました。事件に伴う損害額はほぼ一億五千万米ドル（ほぼ一八〇億円）と計算されました。損害の大部分は缶詰企業が負うことになり、関係した缶詰企業の多くは倒産し、外国企業に買収されました。

## 雪印牛乳による「ブドウ球菌食中毒事件」

二〇〇〇年六月末に、雪印乳業大阪工場の牛乳製品によって起こったブドウ球菌エンテロトキシン中毒は、最終的には一万三四二〇人の患者を出すという、世界最大のブドウ球菌食中毒事件に発展しました。その原因については、雪印の北海道大樹(たいき)工場で、三時間に及ぶ停電があり、そのため加熱した原料乳が十分冷やされないまま長時間放置され、ブドウ球菌が増殖して毒素が作られたという結論になりました。

この中毒事件による社会的費用については、研究者による正式な報告はまだありません。私の友人である乳業メーカーの専務を務めたAさんに教えていただきながら、雪印乳業が被った損害の概算を出してみたところ、結果は表1-1のようになりました。これによれば、事件による雪印乳業の損害額は二一〇〇億円に達するということになります。

このような推計の根拠、あるいは結果の数字がど

**表1-1　雪印のブドウ球菌エンテロトキシン中毒事件による企業損失の推定**

(単位：百万円)

| 費　目 | 損失額 |
|---|---|
| 経常利益の損失 | 96,171 |
| リコールの損害 | 11,292 |
| 補償金など | 18,867 |
| 特別退職金 | 8,993 |
| 事業構造改革など | 4,243 |
| ブランド損失 | 70,000 |
| 総　計 | 209,566 |

**表1-2　異なる病原菌によるコストの違い**

| 病原菌 | 件数 | 総コスト | 患者一人当たり費用 |
|---|---|---|---|
| ブドウ球菌 | 4 | 5,885万円～2,096億円 | 140万円～1,570万円 |
| サルモネラ | 8 | 437万円～74億5,000万円 | 9万円～364万円 |
| チフス菌 | 1 | 197億2,000万円 | 3,890万円 |
| ボツリヌス菌 | 4 | 7億4,000万円～180億円 | 3,000万円～90億円 |
| リステリア菌 | 1 | 466億円 | 4億6,000万円 |

の程度正しいかはわかりません。二千億円を超す損害というのは、食中毒による損害として今までに内外で報告されたどの数値よりも大きく、算定したときにはあまりに大きすぎるという印象を受けました。しかし、その後の雪印乳業の事業や業績の推移を眺め、また雪印の関係者の話などを総合すると、実際の損失はこれよりもさらに大きいかもしれません。

## 社会への反響によって変わるコスト

一九六四～一九八二年の間に起こった大きな食中毒事件について、先のトッド博士がコストを計算した論文に、近年のアメリカ、日本での大きな食中毒について、わたしの試算したコストを合わせ、表にしてみました（表1－2）。

これをみると食中毒といっても、病原菌により、また事例によって、患者一人当たりのコストにずいぶん大きな差があることがわかります。つまり、致死率が高く、危険な病原菌（例えばボツリヌス菌、リステリア菌）による食中毒の場合は費用も非常に大きくなり、一方、サルモネラのように致死率の低い、日常的に起こる食中毒の病原菌については、同じ食中毒でありながら患者一人当たりのコストは比較にならないほど小さくなります。

さらに特徴的なことは、同じ病原菌による食中毒でも、事件の社会的な広がり、反響の大きさによって損失額が大きく異なってくることです。例えばボツリヌス菌による食中毒では患者一人当たり三千万円から九十億円というような極端な差が出ています。表には詳しくは示しませんでしたが、三十四人の患者を出した一九七八年の豆サラダ事件では損失総額約十億六千万円、患者一人当たり約三一〇〇万円、また先述の、二人の患者を出した一九八二年のサケ缶詰事件では総額一八〇億円、患者一人当たり約九十億円ですから、損失金額は患者の数とは無関係です。このことはとりもなおさず、事件の社会的広がりの大きさがその費用を決定するということ、事件の規模が大きく、世論やマスメディアが騒げば騒ぐほど食中毒のコストは際限なく膨らんでいくということを明瞭に示していると言ってよいでしょう。

## 「転ばぬ先の杖」の値段

食中毒を出さないために、食品企業は現場での製造管理に神経をつかうだけではなく、例えば細菌検査室を設け、機器を備え、人をつけて製品検査をするなどの対策が必要になります。このため、ときにはかなりの出費を強いられることになるのですが、そのような費用は、それが直接利益を生むわけではありません。したがって、企業にとっては、とかく「無駄な支出」と受けとられがちです。しかし、この無駄と思える支出が、食中毒事件を起こして大きな損害を出さないための防壁となっているのです。

食中毒による損害と、食中毒を防ぐための費用との関係について、もう少し立ち入って考えてみましょう。

例えば、同じような食品を作るいくつかの企業について考えてみたときに、食中毒によって負担することになる損失が平均して一社当たり一億円とします。それに対して事故を予防するのにかかる費用が二億円ということであれば、その支出は企業としては引き合わない、無駄な出費ということになります。ところが、食中毒による損失が十億円というのであれば、逆の結論が導かれます。

このような費用対効果のまとまった研究は、食品衛生の分野ではまだ十分進んでおらず、世界的にも研究例は多くありません。その中で、アメリカ農務省の研究所で行われた、食品管理システム「HACCP」の費用対効果についての報告が目を引きます。詳しい内容を省いて結論だけを要約すると、アメリカ全国の食肉産業がHACCPを導入するための費用は、もし導入しなかったときの企業と社会が被るであろう損失のおよそ二〜八％になります。

この研究では、食中毒が発生したときに企業と社会の負担する費用を、病気に伴う医療関係の費用に限定しています。実際には、食中毒によって生ずる損失額の中で医療関係費はわずかの部分を占めるに過ぎません。したがって、食中毒防止のために企業が支出する金額は、食中毒を起こして企業が負うことになるコストに比べると、先の計算での二〜八％よりも、さらに小さい額になるでしょう。

## BSE予防対策の費用と効果

BSE（牛海綿状脳症）は、異常プリオンタンパク質が原因とされているので、食中毒とは違います。しかし、社会に対するそのインパクトは食中毒よりもさらに大きく、衝撃の大きさが社会的費用を決定するということのよい例になりそうです。

BSEは、牛の病気として一九八六年にはすでにイギリスで発見されていました。ところが、その約十年後、ヒトの変異型クロイツフェルト・ヤコブ病と関連がありそうだということが発表されると、それが社会に与えた衝撃はすさまじく、牛肉関連業界は大きな打撃を受けることになります。イギリス国内の牛肉販売量は即時に四〇％減少し、牛肉の輸出も禁止されました。多くの屠殺場が閉鎖され、従業員は職を失い、行政の側も検査、規制、法整備など多くの出費を余儀なくされました。

一九九八年頃までの、BSEによる産業と行政の損失は、総計で約三十五億ポンド(約八六〇〇億円)に上るという報告があります。これを試みに一六二人の患者(うち一五六人死亡、二〇〇六年八月現在)で割ると、患者一人当たりの社会的費用は約五十三億円になります。

さらにその後、カナダで、BSEにかかった牛一頭が確認されたことによって、患者が出ていないにもかかわらず影響が広がりました。これに関連する損失額は二〇六〇億円に上ると計算されています。同じくBSEの牛一頭が見つかったアメリカでも、その被害額は二四〇〇億円と報じられました。

わが国では、BSEに関連してアメリカからの牛の輸入が問題になっています。わたしは、うかつにも、アメリカが輸出する牛はBSEの全頭検査をしていると思いこんでいました。たぶん全頭検査が可能になったという報道を取り違えていたのでしょう。実際には、アメリカでの飼育から屠殺に至る肉牛の管理は極めてずさんで、全頭検査を行えるような状態ではなさそうです。山内一也さんのホームページによれば、アメリカの小説家アプトン・シンクレアが二十世紀のはじめに『ジャングル』で描いたアメリカ食肉産業の実態、過酷で非衛生的な状態に、牛の屠殺・解体現場はまた戻ってきているようです。それでも中小の食肉企業では、全頭検査を行って日本に輸出してもよいと申し出ているようですが、大企業の圧力で潰されてしまいました。

牛の全頭検査を行うためには、わが国では、一頭当たり約三千円かかるとのことです。一年の屠畜頭数を仮に百万頭とすると、三十億円という費用です。一方、わが国のBSE騒ぎでは日本側だけで、すでに二千億円以上の損害を受けているといいます。したがって、日米双方の国が被った莫大な損失に対して、全頭検査にかかる数十億円の費用は十分以上に割の合う支出だといえるでしょう。

別の見方として、「全頭検査の必要はない」、という中西準子さんの考え（『環境リスク学』(注2)）も十分根拠のあるものです。それによれば、科学的なリスク判定のためにはBSE感染牛の比率と、屠殺場での危険部位の除去率がわかればよい、としています。しかし、アメリカ畜産業界の牛に対する管理は粗雑であり、BSE感染牛の比率も出せないのが現状のようです。

仮にアメリカに四千頭のBSE感染牛がいるとして、危険部位を除去後、なお一〇％の異常プリオンが残ってしまうとしても、中西さんの推定では、輸入牛によって日本人が変異型クロイツフェルト・ヤコブ病に感染する可能性は百年に一人程度だそうです。したがって、感染率をさらに百分の一下げるために使われる全頭検査の金額は、明らかに高すぎるという結論になります。

けれども、食べものに由来する危害は、しばしば科学の世界を離れて人々の心理にまで食い込みます。さらに事件に対する人々の不安と恐怖心はマスメディアによって増幅され、行政もそれに動かされ、最終的には関係する産業にしばしば壊滅的な損害を与えることになります。

ＢＳＥについても、その社会的費用は、人の生命の対価から離れ、恐怖の対価として限りなく膨れあがるものだということを忘れてはならないでしょう。

注1 Smith, D. F. and Diack H. L. with Pennington, T. H. and Russell, E. M. (2005) Food poisoning, policy and politics. Corned beef and typhoid in Britain in the 1960s. pp.334, The Boydell Press, Suffolk, UK.

注2 中西準子（２００４） 環境リスク学 不安の海の羅針盤、日本評論社、東京

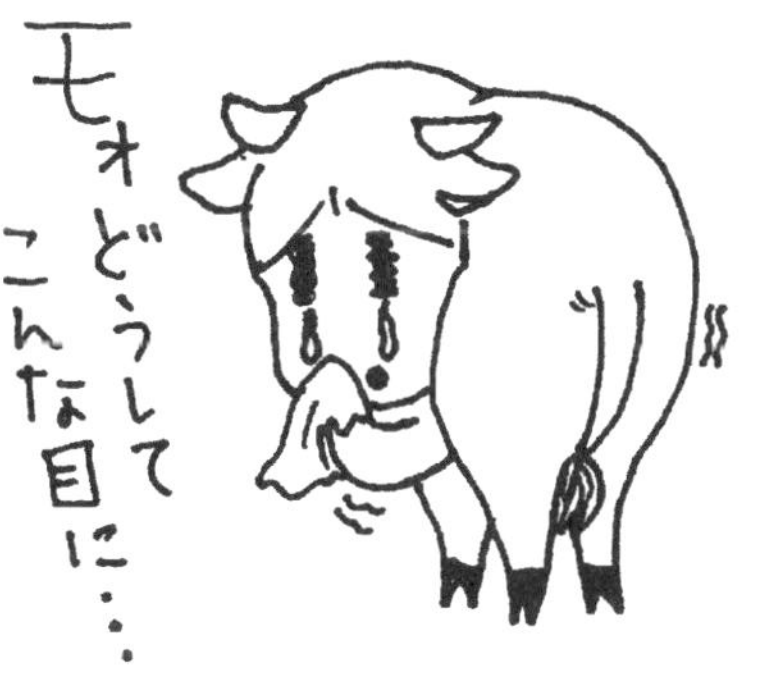

# 2. 食中毒といえば…ノロウイルス

## ノロウイルス食中毒の広がり

二〇〇六年はノロウイルスの当たり年。秋以降、日本を吹き荒れたノロウイルスについての報道が連日、テレビ・新聞をにぎわせました。それに対する人々の反応も素早く、消毒用品や手洗い用の洗剤が薬局やスーパーでは軒並み売り切れになるという報道もみられました。国立感染症研究所によれば、二〇〇六年末までのノロウイルスによる患者数の報告は約百万人に上り、実際の患者数は少なくとも一千万人と推定されています。

ノロウイルスによる腸炎は一九七〇年代の終り頃から、イギリス、オーストラリア、アメリカで報告されてきました。現在では多くの国で冬季の食中毒の主な原因に数えられるようになっています。アメリカの疾病対策予防センター（ＣＤＣ）の推定では、アメリカの胃腸炎患者の約五〇％がノロウイルスによるもので、毎年二三〇〇万人の患者が発生しているといわれ

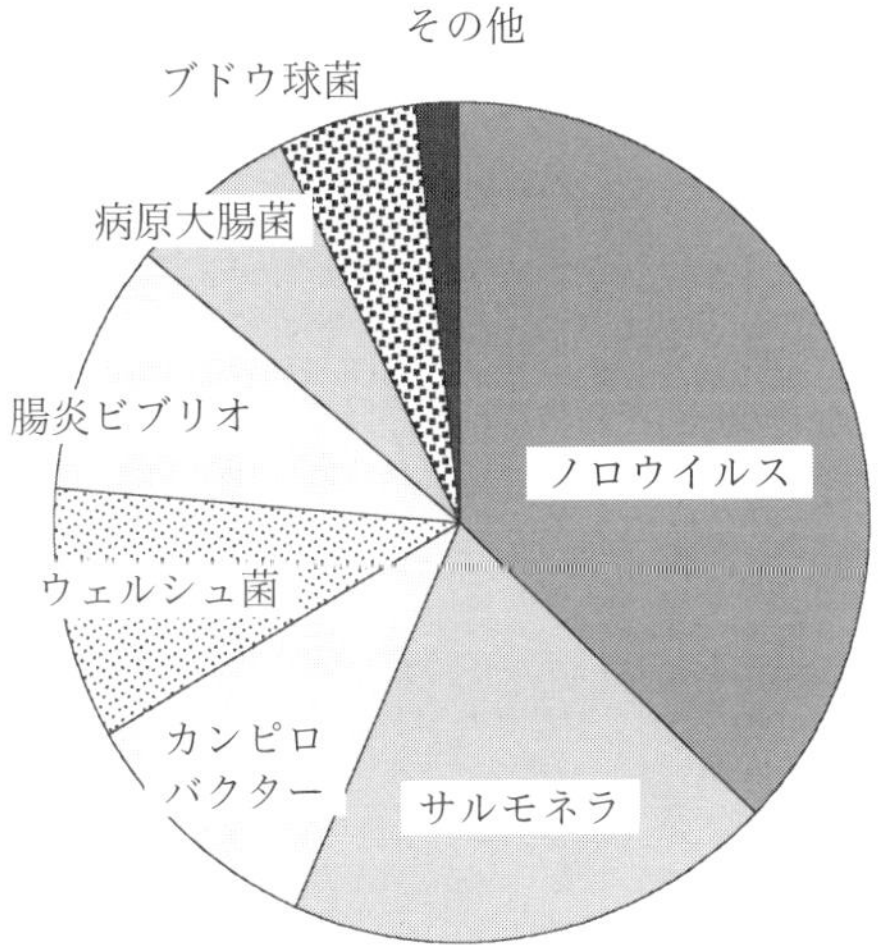


**図2-1 わが国の主な食中毒の患者数**
(2001～2005年の平均)

ています。

このウイルスが、食中毒原因の中で無視できないものであるという声は、わが国でも以前からありました。しかし、ノロウイルスは培養ができないため、検出が難しく、その実態をなかなか捉えることができませんでした。それが近年になって、遺伝子を増幅することによる新しい検出法が普及し、一九九八年からは食中毒原因物質としてノロウイルスも食中毒統計に含められるようになりました（はじめは小型球形ウイルス（SRSV）とよばれていました）。わが国の主な食中毒について、二〇〇一年からの五年間を平均してみると（図2-1）、このウイルスが食中毒の中でも、最も大きな割合を占めていることがわかります。

## ノロウイルスによる食中毒——ホテルでの事例

ノロウイルス食中毒の特徴をあらわす事例を紹介しましょう。

二〇〇六年十二月に、東京・池袋の大きなホテルで多数の利用客とホテル従業員にノロウイルス食中毒が発生し、患者数はホテル利用客二九二人、従業員五十五人の合わせて三四七人に上りました。

利用客の中に食中毒が発生したというホテルからの連絡を受けて、保健所では直ちに検査に入り、その結果、患者からノロウイルスが検出されました。しかし、調理人からも、またウエイトレスなど食事を扱う人たちからもウイルスは検出されません。また、発症者に共通した食べものも見つからず、さらにはホテルで食事をとらなかった客にも患者が発生していたことがわかりました。このことは、ノロウイルスが外から持ち込まれたものであることを示していますす。さらに調査を進めると、患者となった客の大部分が、ホテルの三階と二十五階の利用者だったという奇妙な事実が明らかになりました。

引き続いての聞き取り調査の中で、不調を訴える客が出始める三日前に、一人の女性客が三階のロビーと二十五階の通路で二度にわたり嘔吐をしたこと、それに対してホテル側は吐物を掃除し、中性洗剤で後を拭き取るだけに終わっていたことが報告されました。これによって、事件の原因がようやく突き止められました。ノロウイルスに感染して発病したこの女性客が吐いたときに、ウイルスを含む飛沫がエアロゾルになって飛散し、空気中を漂い、それを吸った人たちが感染したのです。また、絨毯（じゅうたん）の吐物が乾燥し、ウイルスが巻きあがって、通る人たちがつぎつぎに感染したことも推定されました。

ノロウイルスはわずか百個程度のウイルスが腸に入っても発病するので、患者の吐物は危険な感染源の一つです。保育所・老人施設・社会福祉施設・クルーズ船など、狭い空間で共同生活をする環境で、このウイルスによる集団感染がしばしば起きています。

## 食べものが主な原因

このように、ノロウイルスは、直接口から取り込まれる以外に、吸い込むことによっても感染します。しかし、やはり多いのは食べものを通して感染することで、その汚染源をたどると、感染した人の糞便や吐物です。下水を通してウイルスが環境を汚染し、次いで食物を汚染することもあるし、また、感染者が直接食べものをウイルスで汚染することもあります。とくに学校給食やレストランなどの調理人・従業員が、保菌者として食物を汚染し、大きな食中毒事件になることがあります。

一九八九年三月に豊田市の九つの小学校で学校給食が原因となって生徒三二三六人、教員一一七人が罹患するという大きな食中毒事件が起きました。調査の結果、ある給食センターの一人の調理人から同じ型のノロウイルスが検出され、この調理人から三千人あまりの患者が感染したことが推定されました。

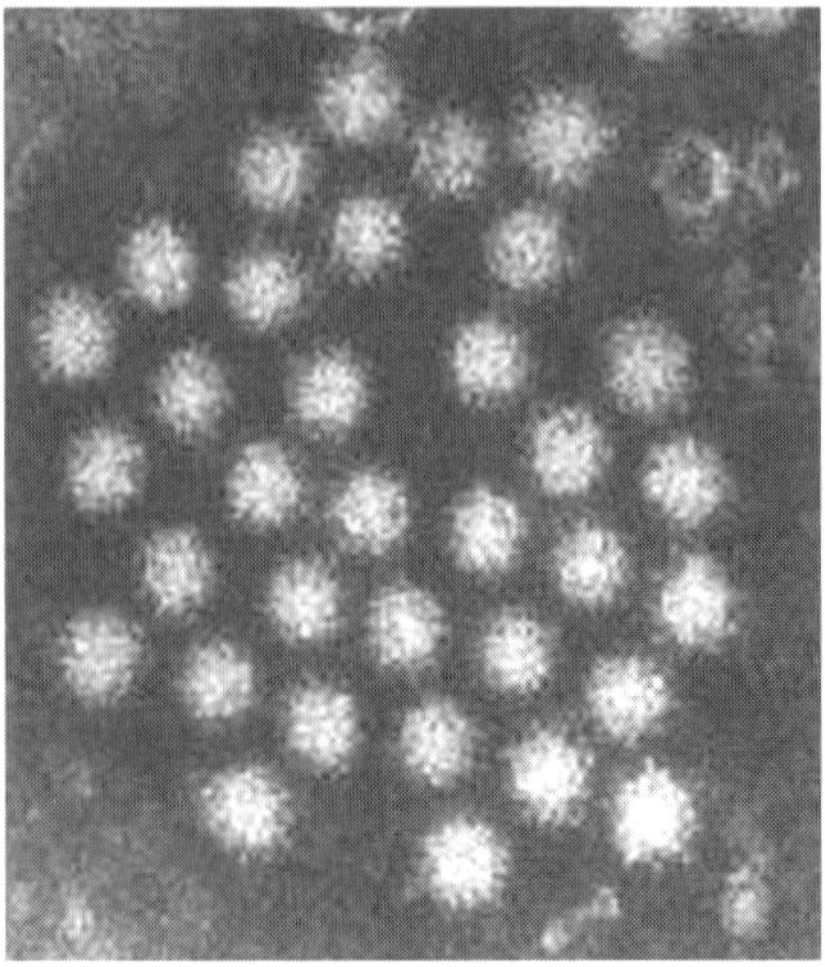

**図2-2　ノロウイルス**（東京都衛生研究所；現東京都食品安全研究センター）

## ノロウイルスとは

ウイルスにも大きいものや小さいものがありますが、すべて細菌（バクテリア）よりずっと小さく、おおまかには細菌の十分の一のサイズと理解しておいてよいでしょう（図2-3）。

食べものを介して人に腸炎を起こすウイルスは、ノロウイルスの他にもロタウイルス、アデノウイルス、アストロウイルスなどが知られていますが、現在のところ、わが国の食中毒の大部分はノロウイルスが占めています。これとは別に、腸炎ではありませんが、同じように口から入って病気を起こすウイルスにA型肝炎ウイルス、E型肝炎ウイルスがあります。

冬季の、細菌が原因でない胃腸炎は古くから知られていました。一九六八年にアメリカのオハイオ州ノーウォーク市で起きた食中毒をきっかけに、これがウイルスによる病気であることがはじめて証明されました。原因となったウイルスはノーウォークウイルスとよばれました。

　その後、世界の各地で類似のウイルスが発見され、スノーマウンテンウイルス、ハワイウイルス、サッポロウイルスというようにそれぞれ発見地の名前がそれらのウイルスに付けられました。これらのウイルスは、現在の分類でノロウイルス、サポウイルスという二つの属に含まれます。どちらの属にも、含まれる種は一つずつしかなく、それぞれノーウォークウイルス、

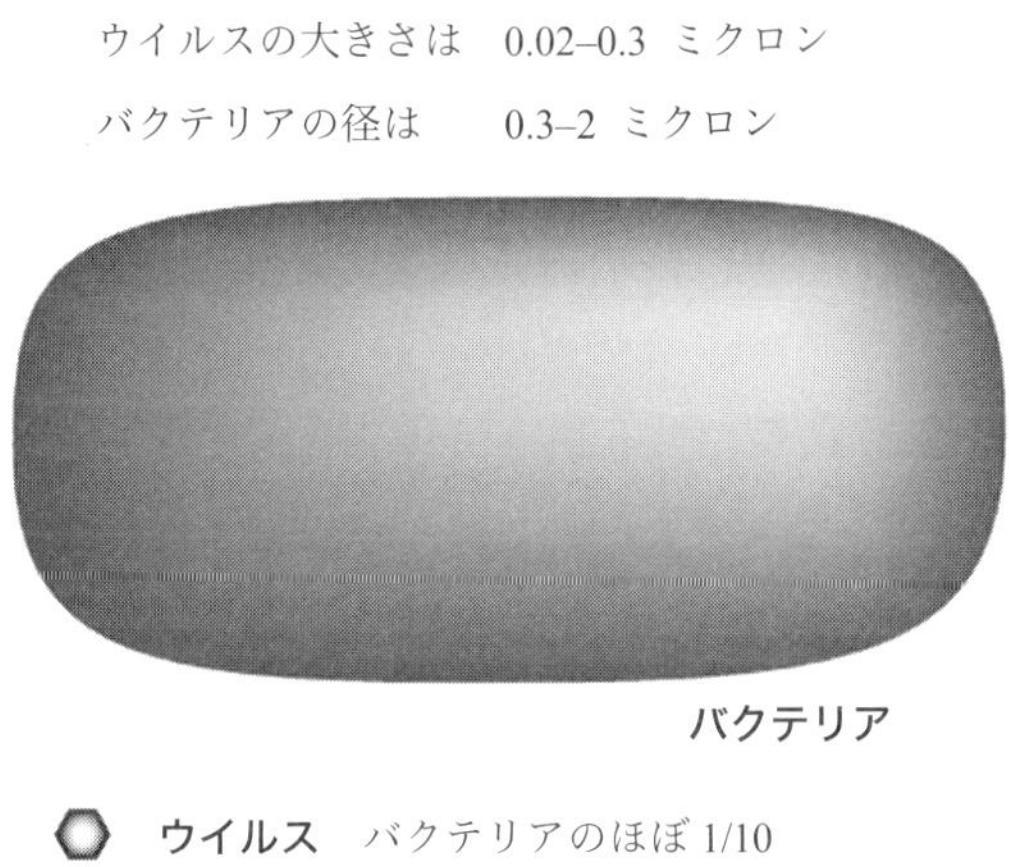


**図2-3　ウイルスと細菌（バクテリア）の大きさ**

**表2-1　ノロウイルスの分類**

| 科 | 属 | 種 |
|---|---|---|
| カリシウイルス | ノロウイルス | ノーウォークウイルス* |
| | サポウイルス | サッポロウイウルス |
| | ラゴウイルス | (ウサギのウイルス) |
| | ベシウイルス | (ブタ・ネコのウイルス) |

＊：I型、II型の遺伝グループに分かれ、それぞれ数多くの株を含む。

サッポロウイルスと名付けられています。食中毒に多くみられるのはノーウォークウイルスのほうです。

表2-1にノロウイルスの分類を示しました。

ノロウイルスが口を通して入ってから、二十四〜四十八時間の潜伏期の後に食中毒が発症します。症状は突然に始まる吐き気・嘔吐・下痢が主なもので、とくに吐き気・嘔吐がこのウイルス食中毒では特徴的な症状です。ふつう症状は軽く、二十四〜六十時間の間に快復します。

この中毒の大きな特徴は、季節性のあることで、冬に多く、十二月、一月、二月の三カ月に大部分の中毒事例が集中しています(図2-4)。このような季節性を示す原因はよくわかりませんが、冬季の低温と乾燥がノロウイルスの外界での生き残りを助長していることが一つの理由でしょう。また、ノロウイルスによる食中毒の原因になることの多い貝類が、冬季にウイルスを濃縮して取り込むという報告もあります。それによると、十一月から二月にかけて海水温が下がると、カキは水中のウイルス(実験用の

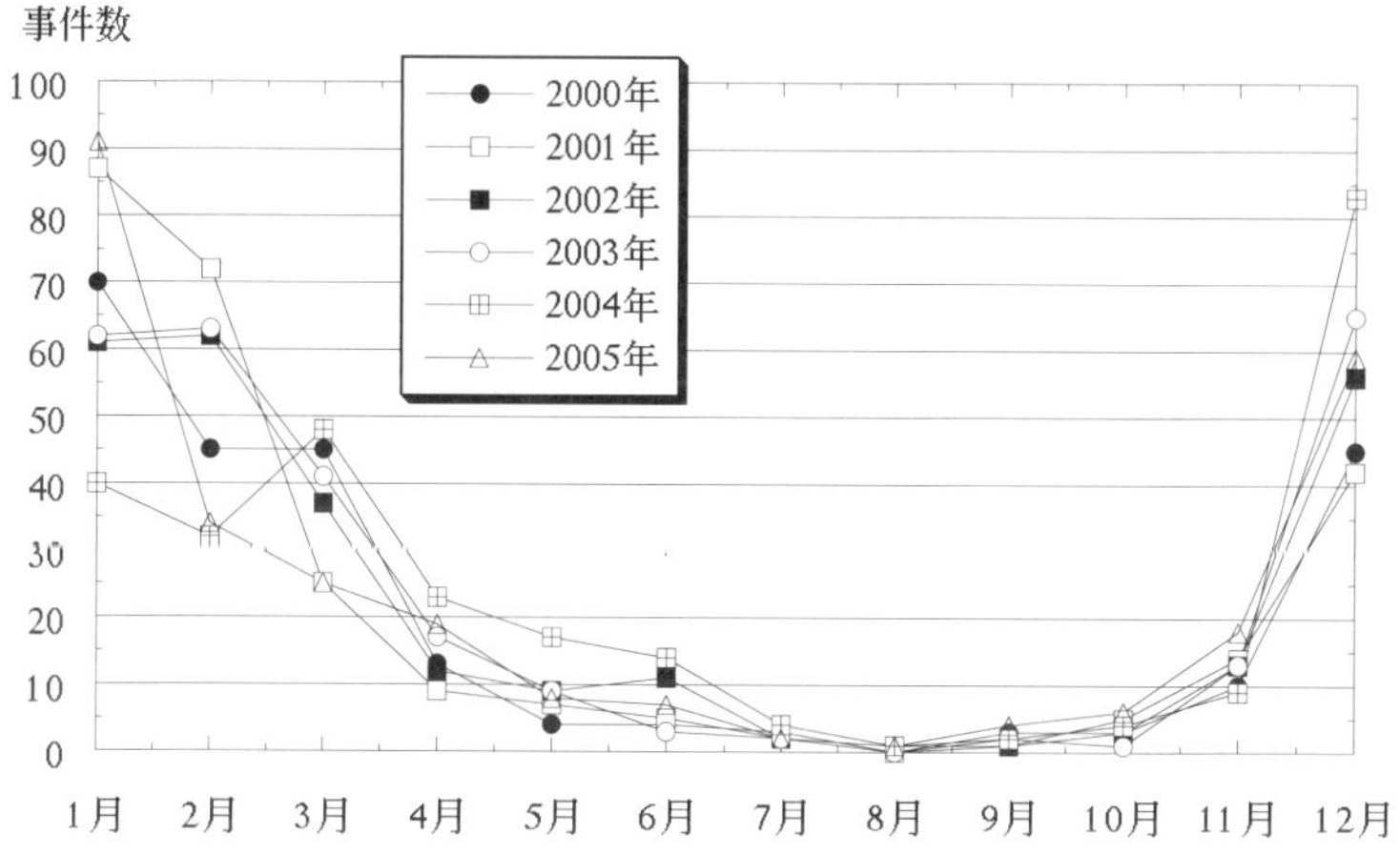


**図2-4 ノロウイルス食中毒の月別発生件数**（厚生労働省統計より）

ファージで、ノロウイルスそのものではありません が）を五十倍から百倍に濃縮します。なぜそうなるかという理由ははっきりしませんが、秋から冬にかけて貝の体内に脂質が多くなり、この脂質にウイルスが吸着するのではないかと、この報告の著者たちは推測しています。

## 貝とノロウイルス

わが国の統計では、ノロウイルス食中毒の原因の多くは旅館・食堂の料理、宴会料理、学校・事業所の給食などで、いずれも多くの種類の食べものが出されるため、原因食品が特定できなかったものが大部分です。原因を特定されたものの中では大部分がカキとされ、これに他の貝類を加えると八〇〜九〇％が貝類になります。諸外国でもやはりカキが原因食とされることが多いようです。

ノロウイルスによるカキの汚染については、わが国でも広島、宮城、福岡、高知などの産地で調べられています。二〇〇一年から四年間、冬季を中心に調査した結果によると、ノロウイルス検出率は七・二～一一・七％でした。広島湾のカキではさらに詳しい調査が行われ、それによると、検査した九十五ロットの中で、ノロウイルスの検出率は二九・五％になっています。この調査では、いわゆる生食用のカキと加熱調理用のカキの間には検出率に大きな差がなかったことも注意を要する点で、生食用といっても決して安全とは言えないことが示されました。

二〇〇六年のノロウイルス騒動では、カキがすっかり悪者にされ、産地では大きな損害を受けました。実際には、この数年、ノロウイルスからカキを浄化するため、各産地でさまざまな工夫がこらされてきました。例えばカキを滅菌海水で還流するだけでも、ウイルスを百分の一に減らすことができるといいます。産地によっては、ノロウイルスが検出されたカキは生食用から外すなどの措置もとられています。

根本的な汚染原因は、ノロウイルスに感染した人の糞便が下水に流れ込み、川から海に広がり、ウイルスが海水を汚染することです。しかし、川も海も本来かれらのすむ環境ではないので、ノロウイルスはいずれは死んでいきます。一方、逆にカキは水中のウイルスを濾過して濃縮する性質をもっています。

カキがノロウイルスに汚染されるのは、人間自身の生活活動によるものです。清浄な川と海を保つことが、人↓魚介↓人↓魚介というウイルスサイクルを断ち切り、生ガキを安心して食べられる要件であると言えます。そのためには、ノロウイルスを川に流さないように下水処理場を整備すること、カキ養殖場の水通しをよくし、またウイルスの溜りになるヘドロを浚って清浄な海底にするなど、環境を整え、ウイルスを少しでも減らす手だてをとることが重要です。このような注意を払って育てたカキを、最終的に滅菌海水で浄化することによって、生ガキも安心して食べられるようになるでしょう。

## 食品のノロウイルス汚染

近年は、わが国の海産物も半分以上を輸入に頼るようになっています。輸入魚介類においても、ノロウイルスの汚染状況が調査されており、その一例を表2-2に示します。表にみるように、全体として一五％程度の汚染率で、表には示されていませんが、春・夏よりも冬のほうが高いという状況になっています。検体数が少ないので断定はできませんが、結果をみる限りでは、輸入魚介類の中ではカキの汚染がとくに高いというわけではなさそうです。

国内の食品についての調査は、わたしの調べた範囲ではまとまった資料はありません。しか

**表2-2　輸入魚介類のノロウイルス汚染状況**
（検体数 3 以上のデータを示した）

| 国　名 | 種　類 | 検体数 | 陽性率 |
|---|---|---|---|
| 中　国 | ハマグリ | 62 | 19％ |
| | アカガイ | 26 | 15％ |
| | アサリ | 14 | 14％ |
| 韓　国 | アカガイ | 48 | 13％ |
| | アサリ | 4 | 50％ |
| | タイラギ | 17 | 18％ |
| | カ　キ | 11 | 0％ |
| 北朝鮮 | ハマグリ | 20 | 20％ |
| | アサリ | 5 | 0％ |
| タスマニア | カ　キ | 7 | 0％ |
| インドネシア | ウシエビ | 3 | 0％ |
| 計 | | 217 | 15％* |

＊　全検体の陽性率

し、これだけ広く蔓延しているウイルスでもあり、また感染者の排泄物から環境に絶えずまき散らされているので、多くの食品を汚染していることは間違いないと思われます。

## 免疫・血液型

ノロウイルスによる食中毒はどこの国でも、ごく普通に見られる食中毒なので、これに感染して抗体をもっている人の数も当然ながら多くなります。さまざまな国で抗体をもつ人の比率が調べられていますが、平均するとそれぞれの国民のほぼ七〇％前後であり、先進国・途上国の間ではそれほど大きな違いはありません。

残念ながら抗体による抵抗力は長くは続きません。人にノロウイルスを繰り返し摂取させた実験の結果では、個人差が大きいものの、発症した後、半年あるいは一、二年後にウイルスを摂取させると再び発症する人のあることがわかっています。多くの人が、抵抗性を失っては感染し、また抵抗性をもつということを繰り返しているのでしょう。

また、B型の血液型の人はノロウイルスに感染しにくい、という奇妙な事実が報告され、話題になっています。血液型と病気の問題は魅力あるトピックスなので、18章の「血液型と食中毒」の項で別個に取り上げます。

## ノロウイルスの予防

原因不明が九〇％というノロウイルス食中毒の中で、原因が特定された場合には、カキが原因食品とされることが圧倒的に多く、次いで他の貝類となっています。カキが多いのは、生で食べることがあるためです。では、どの程度加熱すればいいのかという問題になりますが、加熱によってノロウイルスが死滅する温度と時間の関係は、正確にはわかっていません。これはノロウイルスが培養できないので、加熱後の生死の判別ができず、もし確かめようとすれば非常に多くの人を使った人体実験を行わなければならないからです。過去の人体実験では、六〇℃、一時間の加熱では、まだ生き残っていたという結果があります。しかし、他の多くの食中毒ウイルスや肝炎ウイルスが八〇℃、短時間の加熱で死滅すること、また、加熱直後の食品ではノロウイルス食中毒にかからないことから判断して、ノロウイルスについても八〇℃、数分間の加熱で死滅すると考えられます。

ノロウイルスは、また、pH二・七という強い酸性でも二時間生き残るという報告もあります。生ガキを食べるときにレモン汁をかけるという習慣も、ウイルスを殺すという点では気休めにすぎません。

一九九八年になって、ようやく食中毒統計にのるようになったノロウイルスが、実はわが国の食中毒患者数の四〇％以上を占めているのは驚きです。また、比較的症状が軽い例が多いため、保健所には届けられず、したがって統計上に表れないノロウイルス食中毒の数は非常に多いと思われます。図2-4で示したように、ノロウイルス食中毒は冬を中心にして多いので、その間の食中毒に対する比率はさらに高いでしょう。「食中毒といえばノロウイルス」、その対策はまず十分に火を通したものを食べる、ということに尽きそうです。

## 鳥インフルエンザ

二〇〇四年の鳥インフルエンザ騒動を覚えておられる方も多いでしょう。この年の一月に山口県の養鶏場で鳥インフルエンザに感染したニワトリが見つかり、二月に入ると大分県で、ペットとして飼われていたチャボが鳥インフルエンザで死亡、さらに京都の大規模農場で、感染したニワトリの大量死が見つかり、感染した鳥が農場周辺にも出荷されていたなどの報道が相次ぎました。いずれも病原性の高いH5N1亜型とよばれるウイルスでした。

その前年の暮れから、東南アジアの国々では鳥インフルエンザが発生し、ベトナムやタイで感染した人が死亡、中国でもアヒルの大量死がありました。それらについては淡々と報道していた新聞・テレビも、わが国でそれが発生すると、早速「七十九年ぶり」、「高い死亡率！」などと、鳥インフルエンザの脅威を報じました。このような連日の過大な報道により、国民はパニックに陥りました。

鳥から人への感染はわが国ではあり得ず、また、感染したニワトリやその卵を食べて人が感染することもあり得ないにもかかわらず、四～六月期の鶏肉の売上げは五一・七％、卵の売上げは三〇・五％落ち込んだといわれます。

東南アジアの国々では事態はさらに深刻で、一億四千万羽のニワトリやアヒルが処分され、百億ドル（一兆二千億円）の損失を被ったとFAO（国連食糧農業機関）は推計しています。とくに庭先養鶏を営んでいる二億人の貧しい農民が被害を受け、貴重な収入源であったニワトリを失うことになりました。

「鳥インフルエンザにかかったニワトリを食べても大丈夫ですか？」という質問が講演など

でよく出されます。事件の報道の影響がまだ残っているようです。

鼻や口から吸い込んで病気になるという点では、ノロウイルスと鳥インフルエンザに共通点があるように思われるかもしれません。しかし、ノロウイルスが食道を通って消化管に入り、小腸で増殖して病気を起こすのに対して、インフルエンザウイルスは気道を通って肺の中に入り、気道と気管支、肺で増殖を始めて発症するという違いがあります。したがって、鳥インフルエンザウイルスが食べものと一緒に消化管の中に入って病気を起こすことはありません。

そうはいっても、気道と食道とはつながっていますから、ノロウイルスを吸い込んで病気になるように、鳥インフルエンザに感染した鳥を食べたときには、気道にも入って病気を起こすことがありはしないかと思われるかもしれません。

しかし、実際にはそのような例は確認されていません。鳥インフルエンザウイルスが食道を通って侵入してきても胃液で殺されますし、なによりも、このウイルスは人の細胞に吸着する機能をもっていないことが、ノロウイルスとの決定的な違いです。鳥およびその排泄物と人とが密接な接触をもつ環境では人に感染する事例がありますが、それも、まれなできごとです。

H５N１亜型に代表される病原性の強い高病原性鳥インフルエンザウイルスが、二〇〇四年にどのような経路で日本に渡ってきたのかは、まだ突き止められていません。鳥インフルエンザウイルスの本来のすみかはカモ・アヒルなどの水鳥で、カモの中には多くの型のインフルエンザウイルスがすみついており、それらはカモには病気を起こさないようです。渡り鳥か、あるいは旅行者、輸入鳥と一緒に入ってきたのか、おそらくそのすべての経路で入ってきたのでしょう。いずれにせよ、このウイルスの飛来を防ぐ手だては、今のところありません。

しかし、鳥インフルエンザは基本的に鳥の問題であって、飼育業者には大きな損害を与えますが、鳥から人にうつることは、日本の現状ではあり得ず、ましてや食べものから感染することはまったくないということを心得ておきましょう。

# 3. 海外旅行と食中毒――旅行者下痢症

## 旅と下痢

「魅惑のインド周遊、宮殿風ホテルに宿泊、格安料金！」という広告につられて、三年ほど前、知り合いの女性二人がインド旅行に出かけました。ところが、着いて三日目の夕方から激しい腹痛と絶え間ない下痢、二人でトイレの奪い合い…。典型的な旅行者下痢症です。結局、ツアー同行者十四人のうちコンダクターを含めて十三人がひどい下痢症にかかりました。急遽駆けつけた現地の医師が一人ひとりのお尻に抗生物質の注射を打ち、ようやく下痢は治まりかけたものの、残りの日々は三食おかゆだけ、ふらふらしながら猛暑の中を引き回されるという、参加者にとってはさんざんな旅行に終わったそうです。現地のすさまじい雑踏、超満員の汽車、牛糞が舞い上がった黄色い空気、汚れでべたべたとくっつきあって離れないお札…。すべてが下痢の苦しみと重なって悪い印象だけが残ったようです。「二度とインドへは行かない！」というのがかの女たちの結論になりました。

海外旅行者の二〇～五〇％が旅行者下痢症にかかるといわれます。読者の中にも一度は辛い経験をされた方がいるのではないでしょうか。症状としては腹痛、下痢、吐き気、嘔吐など、ときに軽度の発熱も見られます。下痢はふつう多量の水様便で、まれに血の混ざることもあります。症状は二、三日で治まるものが多く、重症になることは滅多にないけれども、ただ、かかった人の一〇％くらいは何らかの後遺症が残るという報告もあります。

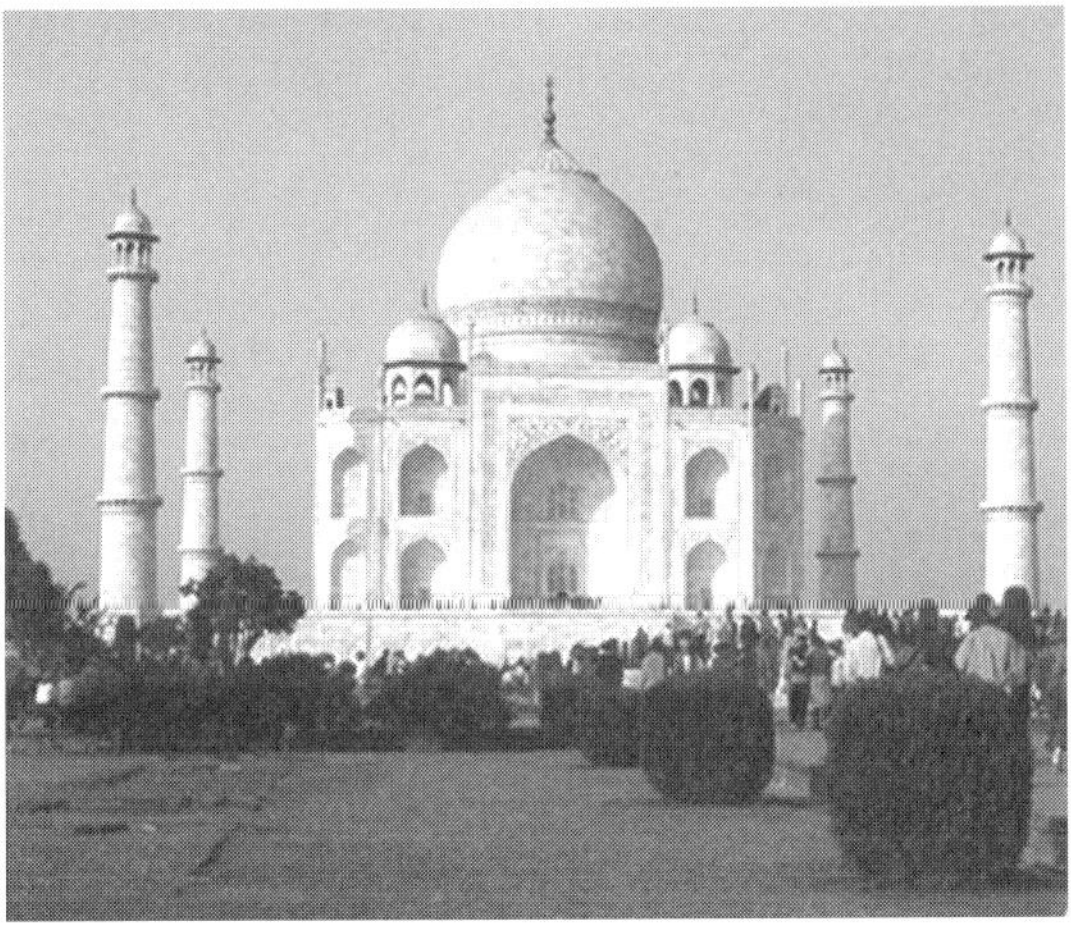

図3-1　タージマハール

前出のトッドさんによると、世界の年間旅行者五億人のうち四〇％が旅行中に下痢にかかり、それぞれの損害を一人当たり一〇〇ドルとすると、その額は二億人×一〇〇ドルで計二百億ドルに、日本円で約二兆四千億円に達する額になるということです。

海外へ旅行する人の数も、二〇〇四年には六億七千万人に達しました。また、せっかくの海外旅行が下痢のためにフイになってしまったことの損害は一〇〇ドルやそこらでは償えないでしょう。「旅行代金を返して！」という気持ちになるかもしれません。たかが下痢といっても、これによる世界の経済的損失は莫大なものになることが推察できます。

経済的な側面は別としても、年間数億人が悩まされ、旅行者のトラウマとしても残るのが旅行者下痢症です。社会的な問題としても無視できません。この問題をめぐる研究報告が毎年世界で数多くみられるのも当然と言えます。

## 海外旅行でなぜ下痢を起こすのか？

これについては多くの原因が考えられます。まず、旅行の準備、空港までの旅、空港の混雑の中での煩わしい手続きなど、旅行前にすでにさまざまなストレスがためこまれます。そして向こうに着いたときには、不安と緊張に加えて、飛び交う現地の言葉、異なる通貨、気候の激変、とくに想像以上の暑さなどが新たなストレスになります。食事内容やマナーの違い、言葉の不自由なホテルでの生活。さらに時差ボケによる不眠に加えて、次の目的地への早朝の出発など…、日常生活のルーチンからの、このようなもろもろのズレが体調を大きく狂わせます。

このような肉体的・精神的なストレスに食生活の変化が加わって、現地に着いてから一、二日の間に腸内の細菌相には大きな変化が起こるようです。トイレの中でこのことに気づく人もいるでしょう。

腸内細菌相の変化、とくに小腸での変化はそれ自体が、下痢の原因になるといいます。さらに、さまざまなストレスによって小腸の免疫機能が低下し、外来の細菌に対する抵抗力が失われて、腸内での食中毒菌の増殖を招く結果になります。

スペイン人に滅ぼされた中米アステカの王に因んで、中米への旅行者のかかる下痢症を《モンテズマの呪い》などと呼ぶそうです。熱帯域の自然と社会が〝よそ者〟に下す一撃と考えれば、理解できないこともありません。

## 人による違い、場所による違い

健康な人は旅行者下痢症になりにくいように思えますが、実際はそうでもないようです。若い人に比べて免疫機能の衰えているはずの高齢者が、逆に、旅行者下痢症になりにくいと言われます。その理由はわかりません。

また、訪れる地域によっても下痢にかかりやすい地域とそうでない地域があることは、当然予想されます。衛生状態のよくない、また気温の高い熱帯域の国々への旅行は危険性が高い

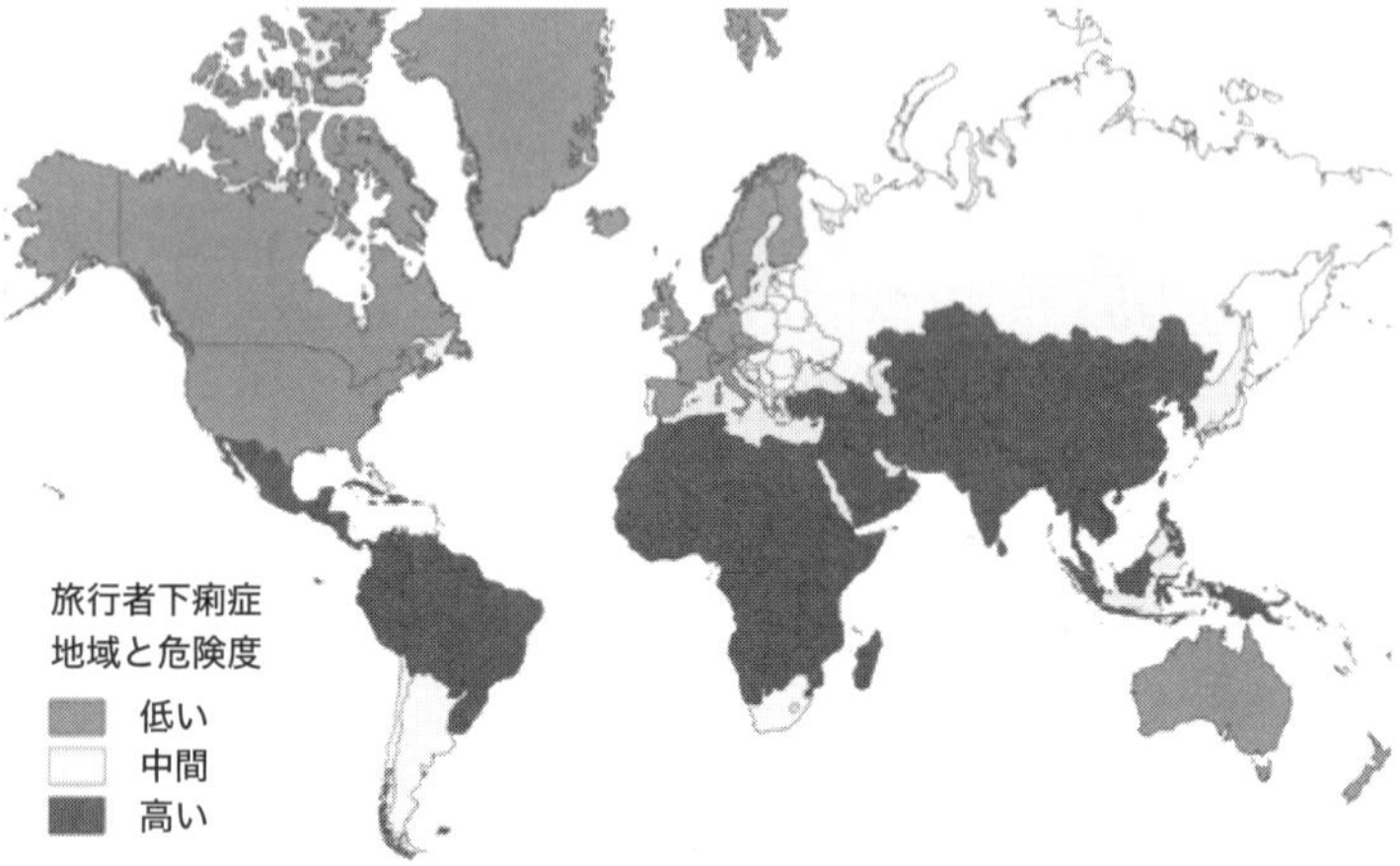


図3-2　旅行者下痢症の危険域

と、誰しも想像するでしょうが、このことは多くのデータでも裏付けられています。

図3-2はアメリカの疾病管理予防センター（CDC）の記事から引用したもので、旅行者下痢症について危険性の高い地域を色分けで区別しています。リスクの最も高い地域では、旅行者の三〇～五〇％が下痢になるとしています。日本は中間の危険域に入っていますが、もちろん西欧・アメリカの旅行者に対しての危険であって、わが国の食品衛生の水準は世界的にみても高いものといえます。

旅行者下痢症の原因になる細菌として、どの地域にも共通して多いのは病原大腸菌といわれ、その中でも毒素原性大腸菌（ETEC）と腸管凝集性大腸菌（EAEC）とよばれるものが旅行者下痢症の原因として注目されていま

**表3-1　旅行者下痢症患者から検出された病原微生物**

（数字は%）

| | ケニア | インド | ジャマイカ |
|---|---|---|---|
| 毒素原性大腸菌 | 35 | 24〜25 | 12〜30 |
| 腸管凝集性大腸菌 | — | 19 | 26 |
| カンピロバクター | 5 | 3 | 5 |
| 赤痢菌 | 9 | 10 | 0.3 |
| サルモネラ | 3 | 10 | 8 |
| エロモナス | 2 | 3 | 0 |
| ビブリオ | 3 | 5 | 0.3 |
| ジアルジア | 0 | 2 | 0.6 |
| エンタメーバ | 0 | 5 | 0.6 |
| クリプトスポリジウム | 0 | 2 | 0.3 |
| ロタウイルス | 6 | 5 | 8 |
| 混合感染 | 6 | 11〜27 | 42〜68 |
| 病原菌非検出 | 47 | 37〜45 | 42〜68 |

す。このほかにコレラ菌、赤痢菌、サルモネラ、カンピロバクター、腸炎ビブリオなどの病原菌があげられ、さらにジアルジアやサイクロスポラなどの原生動物も原因になるといわれています。これに対して、ウイルスが旅行者下痢症の原因になることは少ないといわれています。

それぞれの地域により気候、食物、衛生状態も異なり、またその時に流行している病原菌の種類にも違いがあります。時節により現地の住民、とくに子どもたちに多く見られる下痢症の病原菌が旅行者に感染する可能性は高いでしょう。

表3-1にケニア、インド、ジャマイカを訪れた下痢症患者から検出された病原微生物を示しました。

わが国の、外国への旅行者の中で旅行者下痢症にかかった人を調べると、先にあげたような病原菌のほかに、健康な人では病原性を示さないプレシオモナスやエロモナスなどの菌がしばしば検出されます。これは、旅行のさまざまなストレスによって腸の免疫機能が落ち、ふだんは無害な細菌が腸で異常増殖し、そのために下痢を起こすという状況がうかがえます。

## 予防と治療

海外旅行者の三分の一がかかるという旅行者下痢症であるにもかかわらず、事前にこれを予防するための十分な手だては今のところ見つかっていません。海外での下痢予防に有効だとして現在まで宣伝され使われた数多くの薬剤については、無効であるか、あるいはむしろ悪い結果を生むことが多いと言われています。日本人旅行者に昔から人気のある下痢止めも、主剤のフェノール化合物に強い毒性があり、また胃腸炎に対する効果も実証されないという理由で、使用すべきでないという意見があります。

また、今ではプロバイオティクスという名で知られるようになりましたが、乳酸菌製剤が旅行者下痢症の予防と治療に効果があるという説も古くから唱えられています。多くの乳酸菌種では実際には明確な効果はないようですが、ラクトバシラスＧＧ（人から分離したラクトバシラス・ラムノサス菌株）製剤などが，実験的に効果が検証されたという報告もあります。ただし，これを飲めば確実に旅行者下痢症を防げるというほどのものではありません。

さらに，いくつかの抗生物質が旅行者下痢症の予防に有効であるという報告もありますが，これとて完全に予防できるものではありません。熱帯域では抗生物質の多用によって多剤耐性菌が蔓延（まんえん）しており，抗生物質の効果に頼ることは，かえって危険です。何千万人という旅行者が大量の抗生物質を使うことによって，つぎつぎに新しい耐性菌が生み出されるなどの影響を考えると，その使用は勧められないとアメリカ国立衛生研究所（ＮＩＨ）の報告では述べています。

現地での食生活については，食べ過ぎはもちろんのこと，飲み過ぎも下痢の原因になります。例えばメキシコへ旅行したアメリカ学生についての調査で，アルコール類を多く飲んだ若者たちに下痢の発生が多かったという，このことを裏付けるデータも出されています。「旅行中，生ものは食べないように」，というのは常識ですが，ジュース，ミルクも瓶やカートンのものが安全です。濃縮ジュースを現地の水で薄めてあったり，氷が入っていたりするなど，安全性の盲点をつかれることがあります。また，火を通した食べものでも時間がたつと当然病原菌が増殖するので，バイキングスタイルの料理なども冷たくなっているものには注意しましょう。

いずれにしろ、旅行者下痢症を医学的に予防する手だては、今のところはありません。また、現地で食生活に注意を払うといっても、その時その時でやむを得ない事情もあったりするので、完全を期すことは難しいでしょう。健康な状態では感染しない多くの種類の細菌が、旅行者下痢症の原因でもあることを考えると、旅行者がこれらに対する免疫力を弱めないように、旅行前に節制して体調を整えるとともに、無理なスケジュールをたてないことが予防のためには大切です。また、旅行中は睡眠を十分にとり、食事も規則正しく控えめに、勢いにまかせての暴飲暴食は禁物です。

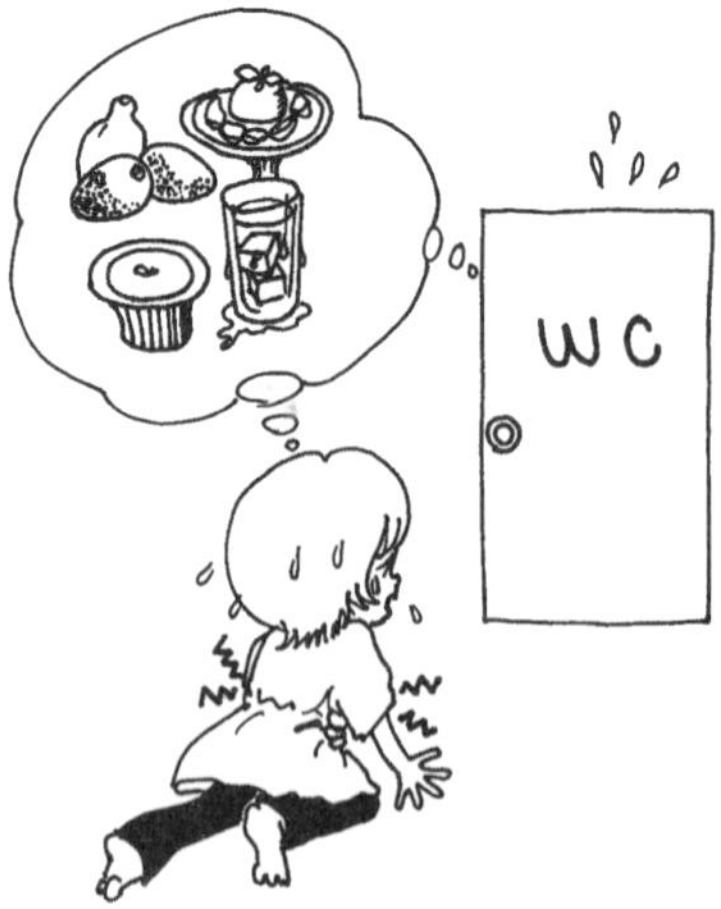

# 4. 大腸菌とは
## ――病原大腸菌O157事件が残したもの

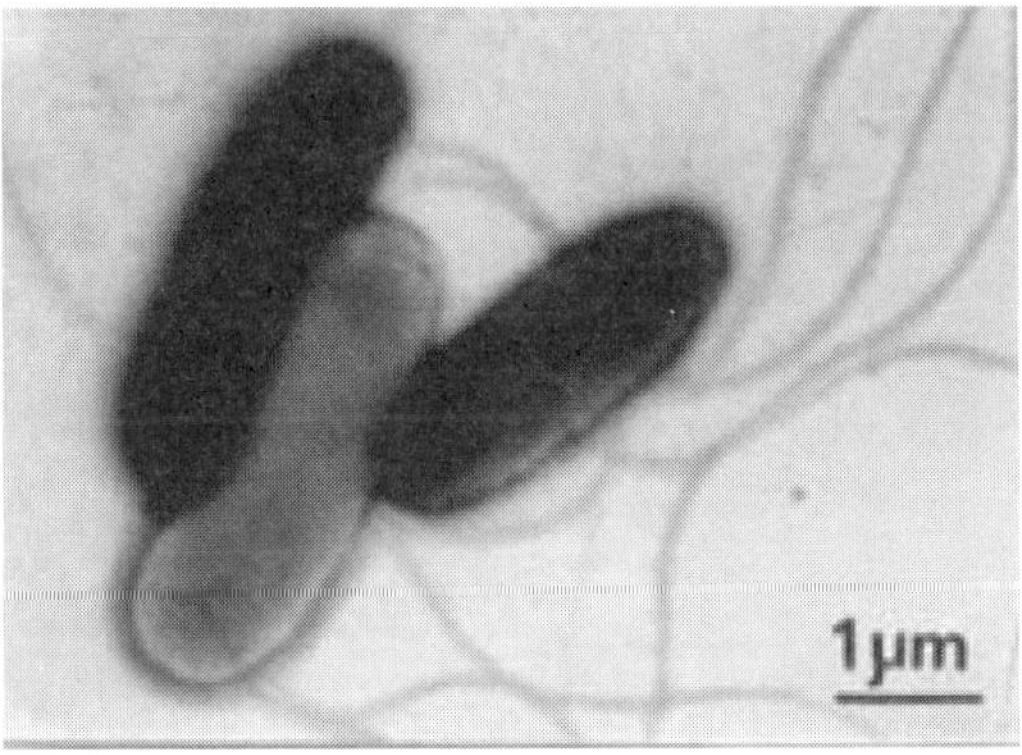


**図4-1　大腸菌**（西村昭子；国立遺伝学研究所微生物保存研究室）

### 混乱するイメージ

「海水浴場に大腸菌うようよ！」というのは、新聞の見出しなどによく見る安易な決まり文句のひとつですが、そう書かれていると、いかにも大腸菌は汚いものという印象を与えます。けれども、この表現は二重に不正確です。まず、「うようよ」といっても、どれほどの数の大腸菌がいたのかわかりません。つぎに、見つかった〝大腸菌〟が本当に大腸菌（図4-1）なのか、それとも大腸菌群なのかが、はっきりしません。

二〇〇七年二月、洋菓子メーカー不二家の品質管理が大きな話題になりました。いつものことながら、過剰な報道の中に、マスメディアから流れる情報の不確かさが目立ちます。いくつかの大新聞、ＮＨＫでは大腸菌と大腸菌群とを混同していました。

大腸菌と大腸菌群とを取り違えるのはマスコミだけではありません。食品を扱う業界でも、検査に携わっている人を除けば、大腸菌と大腸菌群を区別しない人も多いでしょう。さらに、これに糞便系大腸菌群というものが加わると、それぞれの関係について正しい認識をもっている人は少ないように思われます。大腸菌群・糞便系大腸菌群というのが、もともと大腸菌を検査するための方法（操作）から生まれた言葉で、菌種（生物種）を表すための言葉ではない、ということがわかりにくさの原因になっています。

## 大腸菌と大腸菌群

人の糞便を介して食品が汚染されることは、サルモネラ、病原大腸菌、ノロウイルス、カンピロバクターなど多くの腸管系の病原菌が広がる可能性を示すもので、食品衛生の面からは潜在的な危害となります。

糞便による汚染の指標として大腸菌を使うという考えが出てきたのは、十九世紀の終わりにさかのぼります。一八八五年にエシェリッヒ（大腸菌の学名：エシェリキア・コライとしてその名が付けられている）が大腸菌を発見したその数年後には、早くもこれを糞便汚染の指標にすることが提案されました。方法としては、培地中のブドウ糖（後に乳糖に替えられる）を大腸菌が発酵して有機酸に変え、またガスを出すことを目印として、ほかの菌と区別するという簡単な検出法です。この方法はすぐに広く普及しました。

けれども、大腸菌以外にもさまざまな菌がブドウ糖あるいは乳糖を発酵させることも、その後すぐにわかってきました。そうは言っても、簡便に大腸菌の有無の見当がつくという意味で、この検査法も棄て難い…。ということで、結局、この方法で見つかる細菌、つまり乳糖を含む培地中で三五℃に培養したときに、酸とガスを発生させる細菌をまとめて大腸菌群と呼ぶようになりました。

大腸菌群の中には、大腸菌と近縁であり、動物の腸内にもみられますが、本来のすみかが植物、土、水であるような菌も多くあります。したがって、このような菌が例えばサラダのような食べものに見つかったからといって、すぐに糞便由来の汚染があったとは言えません。それならば、この大腸菌群に含まれる雑多な菌種の中から、真の大腸菌を選り分けるにはどうしたらよいか。

その方法として、エイクマンは菌が増殖できる上限温度を指標とすることを提案しました。

## 4. 大腸菌とは

すなわち、糞便由来の大腸菌は四六℃の温度でも増殖し、培地の乳糖を発酵してガスを発生させるけれども、いわゆる大腸菌群に含まれる他の菌種はこのような高温では増殖できないし、たとえ増殖しても乳糖からガスを出さない。このことによって、大腸菌と他の菌を区別できるのではないか、というのがかれの主張です。一九〇四年の報告ですから、これもかなり古い話です。

この方法も広く受け入れられ、大腸菌の鑑別として現在各国で使われているECテストの基になっています。ただし、肝心の培養温度は、その後多くの経験から、国により、ときには食品の種類により違う基準が設けられています。わが国の現在の基準は、四四・五±〇・二℃となっています。

しかし、増殖する温度だけで大腸菌以外の菌をふるい分けることは難しくはないのか、大腸菌といってもおかれた環境で増殖温度も少しは違ってくるのではないか。このような質問が皆さんから出そうです。まさにその通りで、すべての大腸菌を増殖させようとすれば、設定の温度はどんどん低くしなければなりません。一方、設定温度が下がれば他の菌でも増殖するものが出てきます。逆に、他の菌をすべて抑えようと設定温度を上げれば、大腸菌の中にも増殖できなくなるものが現れます。先のわが国の基準でも、大腸菌だけを絞り込むことはできず、その「糞便系大腸菌群」の中には、例えばクレブシエラ属の一部の菌種が残ります。

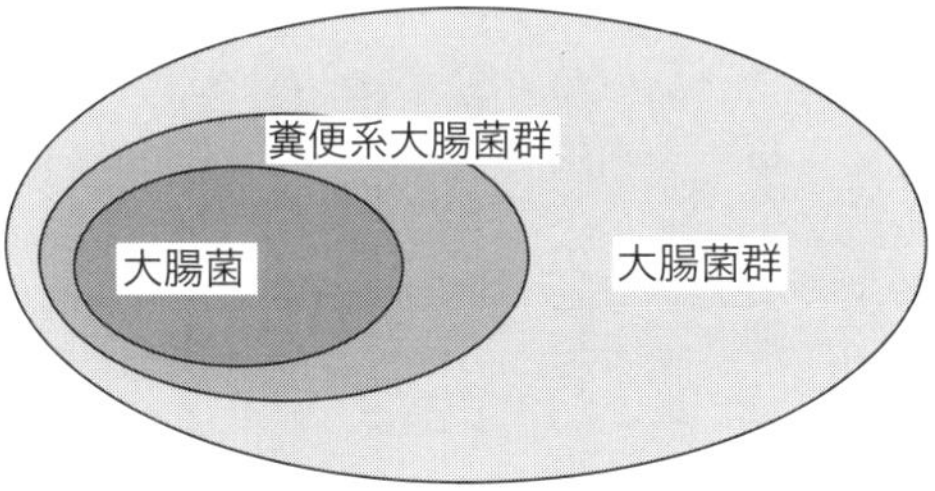


図4–2　大腸菌、糞便系大腸菌群、大腸菌群の関係図

増殖温度の微妙な違いだけで大腸菌を近縁の細菌と区別する、というのはもともと無理な話なので、いずれは大腸菌特有の遺伝子を増幅して検出するという方法にとって代わられるでしょう。現在行われている方法では、大腸菌を検出するのに少なくとも二日、確認まで含めると一週間はかかります。一方、遺伝子を増幅する方法では、うまくいけば七、八時間でそれが可能になります。今のところはまだ、その装置も試薬も値段が高いのが難点ですが。

話が理屈っぽくなりましたが、大腸菌、糞便系大腸菌群、大腸菌群の三つの関係は図4－2のようになります。すなわち、大腸菌群は糞便系大腸菌群を包み、糞便系大腸菌群は大腸菌を包むという関係です。

## 自然界での大腸菌の運命

大腸菌は、人を含めた温血動物の腸内を本来のすみかとしています。動物から排泄されて白然界に出た大腸菌は遅かれ早かれ、いずれは死滅する運命にあると言えます。いずれはといっても、大腸菌が動物の腸管から出てから死ぬまでの時間には周囲の環境によって大きな差があります。空気中に舞い上がれば乾燥と紫外線で急速に死滅しますし、逆に、適当な栄養に恵まれれば次々に増殖を繰り返し、増えていきます。汚染の少ない河川水などに入った場合、二〇℃あるいはそれより高い温度では、二カ月以内に死滅するのに対して、五℃程度の低温では二、三カ月は十分に生き残るという例も報告されています。つまり、菌が増殖できないような環境では温度の低いほうが長く生き残ります。海水中では、ときには数時間で死滅するということが知られている一方、〇℃では一カ月後も一%くらいは生き残るという報告もあります。さらに、沿岸の海底堆積物中では数カ月は生き残ります。土の中に入った大腸菌は、ふつうは四、五カ月で死滅するようです。病原大腸菌Ｏ１５７-Ｈ７については、土壌中で三カ月程度は生き残るようだという杉山芳宏さんの報告（注１）があり、一方、栄養に富んだ、人や動物の屎尿由来の肥料の中では、Ｏ１５７-Ｈ７が一年半も生き残ったという報告もあります。

　このように大腸菌の自然界での生き残りは、どのような環境におかれるかで大きく違ってきます。したがって、食品の中に大腸菌が検出されたからと言って、それがどこから来たかという出所をたどることは難しい。しかし、自然界で大腸菌が長く生き延びることがあるとはいっても、ふつうその数はかなり急速に減っていきます。したがって、大腸菌が食品に検出されたということは、比較的最近、人の（ときには他の動物の）糞便に由来する汚染をその食品が受けたと見なしても差し支えないでしょう。

## 衛生指標としての大腸菌群

先にみてきたように、大腸菌群というグループは大腸菌以外の多くの細菌種を含んでおり、野菜サラダなどは、特別な消毒でもしていない限り大腸菌群が検出されることはむしろふつうです。したがって、大腸菌のように、見つかった食品が糞便由来の汚染を受けていたという指標になるわけではありません。

しかし、大腸菌群の数が非常に多く見られるというときには、食品を作る工程で、もともとは少ないはずの大腸菌群が大幅に増えてしまったということを、つまり食品の衛生的な取り扱いがなされていなかったことを示します。とはいっても、不二家の例のように、激しいバッシングは行き過ぎと思いますが。

以前は大腸菌群も糞便汚染の指標とされていましたが、現在では一般的な衛生条件の不備を示す指標というように、解釈が変わってきています。

## 病原大腸菌

すべての人が腸の中に数百億の大腸菌をもっており、大部分の大腸菌は健康に被害を及ぼすものではありません。

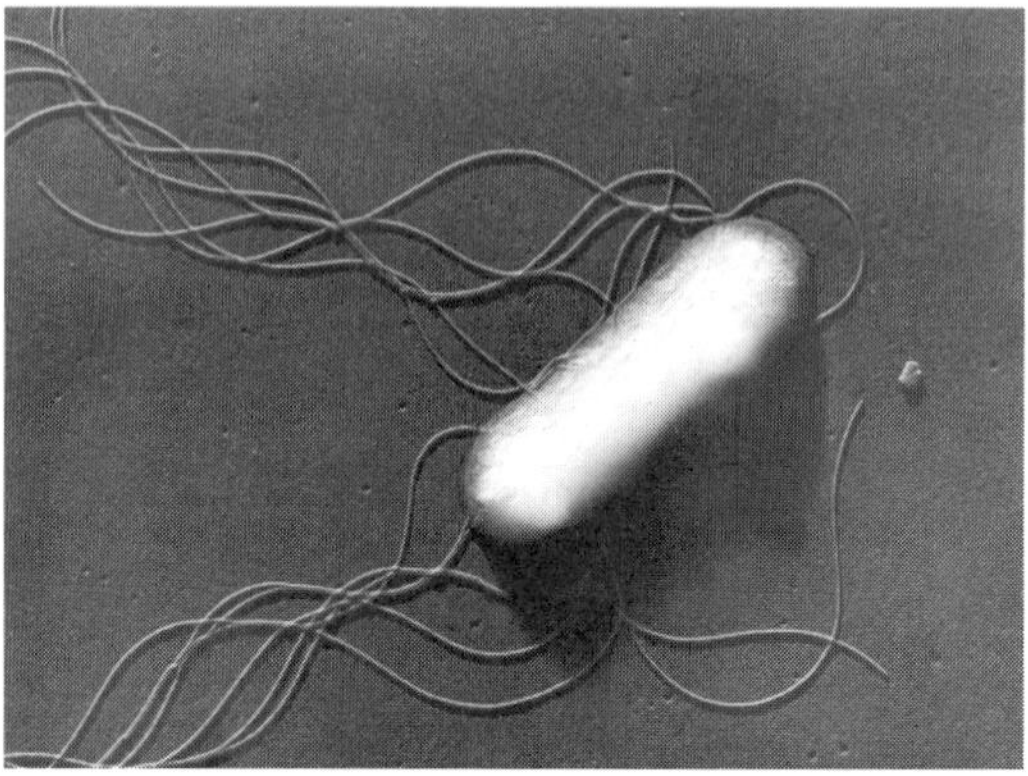

図4–3　O157（大阪府立公衆衛生研究所・西村公志）

けれども、大腸菌の一部に病原性の遺伝子をもつものがあります。このような菌が、どこを本来のすみかとしていて、どのような機会に、どこから病原性遺伝子をもらうのかについては、まだよくわかっていません。しかし、いずれにしろ、人の腸内にこのような菌が入ると下痢の原因になります。

人に対して病気を起こす大腸菌として、現在五つのグループが知られています。その中に、病原大腸菌Ｏ１５７－Ｈ７（図４－３）に代表される、腸管出血性大腸菌とよばれるグループがあります。

腸管出血性大腸菌は病原大腸菌の中でも最も危険なグループで、Ｏ１５７－Ｈ７については、患者の約六〜七％が溶血性尿毒症症候群（ＨＵＳ）を併発し、その場合の致死率は一〜五％と言われています。

腸管出血性大腸菌は、赤痢菌の作る志賀毒素（ベロ毒素）と同じ毒素を作ります。このことが腸管出血性大腸菌の最大の特徴なので、腸管出血性大腸菌をベロ毒素産生性大腸菌、あるいは志賀毒素様毒素産生性大腸菌と呼ぶこともあります。

大腸菌と赤痢菌は生物学的には極めて近く、同じ種とみてよい間柄です。したがって、ベロ毒素についても、これを作る遺伝子が赤痢菌から大腸菌に転移したものと考えられます。この転移がいつ起こったのか、また今も起こっているのかはわかりません。

腸管出血性大腸菌はＯ１５７‐Ｈ７だけでなく、他にも数多くの血清型が知られています。日本でも近年Ｏ１５７のほかに、Ｏ２６、Ｏ１１１など、他の型の腸管出血性大腸菌の比率が次第に高くなってきています。

Ｏ１５７‐Ｈ７が牛と関係があるということはご承知のとおりで、アメリカでの調査では健康な牛の一・五〜二一％から、糞便中にこの菌が検出されました。現在ではＯ１５７‐Ｈ７は広く環境中に分布していることがわかっています。わが国でもこの菌による食中毒の原因として、牛肉以外にサラダ、カイワレ大根、そば、メロンなどの食品があげられています。また、水の汚染も原因になることが各国で報告されており、一九九〇年にわが国で初めてこの菌が知られるようになったのも、埼玉県の保育所での井戸水による汚染からでした。

## 堺市のO157事件

一九九六年五月に岡山県邑久町、六月には岐阜市と岡山県新見市で起きた病原大腸菌O157-H7食中毒事件は、いずれも患者数が三百名を超すものでした。引き続き七月に入ると、堺市で世界でも例のないO157-H7食中毒の大発生が起きました。市の最終報告によれば、この食中毒事件での患者数は一万二六八〇人に達し、HUSを併発した患者が一二一人、死者も三人を数えました。他に、市の学校給食協会の役員一人が責任を感じて自殺しています。当初、病原菌の由来は給食に使われたカイワレ大根の可能性が高いと報じられました（後に誤りであることが判明しましたが）。

この事件の経済的な側面についての研究報告はまだ見られませんが、ここではその経済的コストの大まかな見積りを示します（表4-1）。

はじめ、食中毒の感染源がカイワレ大根にあると厚生省が報じたことから、カイワレ大根の売上げは例年の三〇％に落ち込み、倒産する業者も多く、中には自殺者も出ました。事件後、全国十九業者から総額二十二億円の賠償訴訟が国に対して出されました。その数字を表4-1

**表4-1　堺市の病原大腸菌O157-H7集団感染の費用の推定**

（単位：百万円）

| 費　目 | 損失額 |
|---|---|
| 患者に関連する費用 | 3,934.0 |
| 堺市の事件関連予算 | 2,250.0 |
| 補償－死者１名 | 45.3 |
| カイワレ業界の損害 | 2,200.0 |
| 合　計 | 8,429.3 |

の業界の損失としてあげておきます。

表の数値には不正確なもの、重複しているものがあり、一方、死者に対する賠償額、患者・関係者の損失時間や精神的苦痛に対する損害額、あるいは事件後も数年にわたって続いたカイワレ業界の損失などは含まれていません。この事件の経済的な損失は恐らく一〇〇億円近くに達しているものと推定してよいでしょう。

この事件は、病原大腸菌　O157-H7の集団感染としては、これまでに世界で知られた最大の事件であると同時に、事件をめぐる騒ぎは、食中毒が社会的現象であることをまざまざと示しました。この事件が社会に与えたインパクトは極めて大きく、さらに政府の不適切な対応とマスメディアの無責任な報道によるカイワレ大根農家の損害など、さまざまな後遺症が残りました。

注1　杉山芳宏（2004）腸管出血性大腸菌O157：H7の土壌での生存に関する疫学研究　美作大学・美作大学短期大学部紀要Vol．四九、二七～二九頁

# 5. サルモネラ——動物の腸内細菌

## 最も多い食中毒細菌

サルモネラは、わが国でも外国でも、食中毒件数・患者数で常に上位を占める重要な食中毒細菌で、わが国では一九八九年以降、ノロウイルスを別として、細菌による食中毒の中では患者数の第一位を占めています。

## 干しイカによるサルモネラ食中毒

一九九九年に八戸市の丸松水産（従業員約三十人）で製造された乾燥イカ製品によって広域のサルモネラ食中毒が起こり、患者数は四十六都道府県にわたって、最終的に一六三四人に達しました。加工場で作られた干しイカは、途中、問屋を廻ったりしながら八つの会社に納められ、それぞれが名前を変えた幾通りもの製品として再加工され、市場に出されていました。一般には「バリバリイカ」という商品名で知られていますが、実際には二十一種類もの名前で市販されており、それらが全国に出回って、それぞれ食中毒を起こしたため、大元の加工場が突き止められるまでにはかなりの日数がかかりました。

最終的に突き止められた丸松水産の加工場には厚生省の係官が入り、検査が行われました。結果は驚くべきもので、製品一g中に一万～一〇万という数のサルモネラが、また加工場の床、壁、製造機械のすべてからも多量のサルモネラが検出されました。検出されたサルモネラは、サルモネラ・オラニエンブルグ、サルモネラ・チェスターの二つの血清型でした。

この食中毒事件の結果、丸松水産は二億円に上る負債を抱えて倒産しました。

食品の流通システムが発達した結果、このような従業員三十人ほどの小さな工場で作られた製品でも日本中に広がり、それによって広域の食中毒を起こす可能性があることを、この事件は教えてくれました。

## 地球を回るサルモネラ

この干しイカの食中毒事件を含めて、患者数五百人以上のサルモネラ食中毒事件を表5-1

**表5-1　サルモネラによる大規模な食中毒事件**

| 年月 | 地域 | 患者数 | 原因 | 原因細菌 |
|---|---|---|---|---|
| 95/10 | 熊本市 | 780 | 学校給食 | サルモネラ・エンテリティディス |
| 96/6 | 和歌山市 | 505 | 幼稚園給食弁当 | サルモネラ・エンテリティディス |
| 96/8 | 北海道 | 1,833 | 学校給食 | サルモネラ・エンテリティディス |
| 96/10 | 福岡県 | 644 | 学校給食 | サルモネラ・エンテリティディス |
| 98/1 | 群馬県 | 558 | 弁当食材(卵巾着) | サルモネラ・エンテリティディス |
| 98/3 | 神奈川県他 | 1,371 | 三色ケーキ | サルモネラ・エンテリティディス |
| 99/2-5 | 全国 | 1,643 | イカ乾製品 | サルモネラ・オラニエンブルグ<br>サルモネラ・チェスター |
| 99/11 | 愛媛県 | 904 | 給食センター | サルモネラ・エンテリティディス |
| 02/6 | 福島県 | 905 | 弁当 | サルモネラ・エンテリティディス |
| 02/6-7 | 高松市 | 725 | 幼稚園の給食弁当 | サルモネラ・エンテリティディス |
| 02/8-9 | 福岡県 | 644 | シュークリーム | サルモネラ・エンテリティディス |

に示しました。しかし、サルモネラによる大規模な食中毒事件はその後はそう多くはなく、二〇〇三〜二〇〇六年の間は全くないようです。

表5-1で原因細菌をみると、サルモネラ・エンテリティディスという血清型が多いのが目立ちます。以前はサルモネラ・タイフィミュリアムという血清型が多かったのですが、一九八九年に、それまでは目立たなかったエンテリティディスがにわかに台頭してきて、タイフィミュリアムに取って替わりました。その後もこの傾向は続き、わが国のサルモネラ食中毒のほぼ半数はサルモネラ・エンテリティディス（図5-1）が原因になっています。

サルモネラ・エンテリティディスが多数を

占めるようになったのは、実は一九八〇年代の終わり頃からの世界的な傾向で、火元となったのはイギリスのニワトリでした。この菌に感染したヒナをイギリスから輸入した各国にエンテリティディスが広がったのです。一九八六年には、この菌による食中毒が、アメリカでそれまでの六倍に急増しました。エンテリティディスの爆発的な流行はヨーロッパでも報告され、次いでわが国にも、また、東南アジアの国々にも広がります。

鶏卵はふつう産卵の際、殻の表面がサルモネラで汚染されますが、殻から卵の内部にサルモネラが入ることは多くありません。ところが、問題を起こしたニワトリは、親鶏の卵巣にサルモネラ・エンテリティディスが入り込んで住み着き、その菌が輸卵管を通って、産卵前の卵の中に侵入しているものがありました。このようなニワトリが各国に輸出され、エンテリティディス汚染が広がる一つの原因になったと指摘されています。

われわれが食べている鶏肉・卵を得るための親鶏

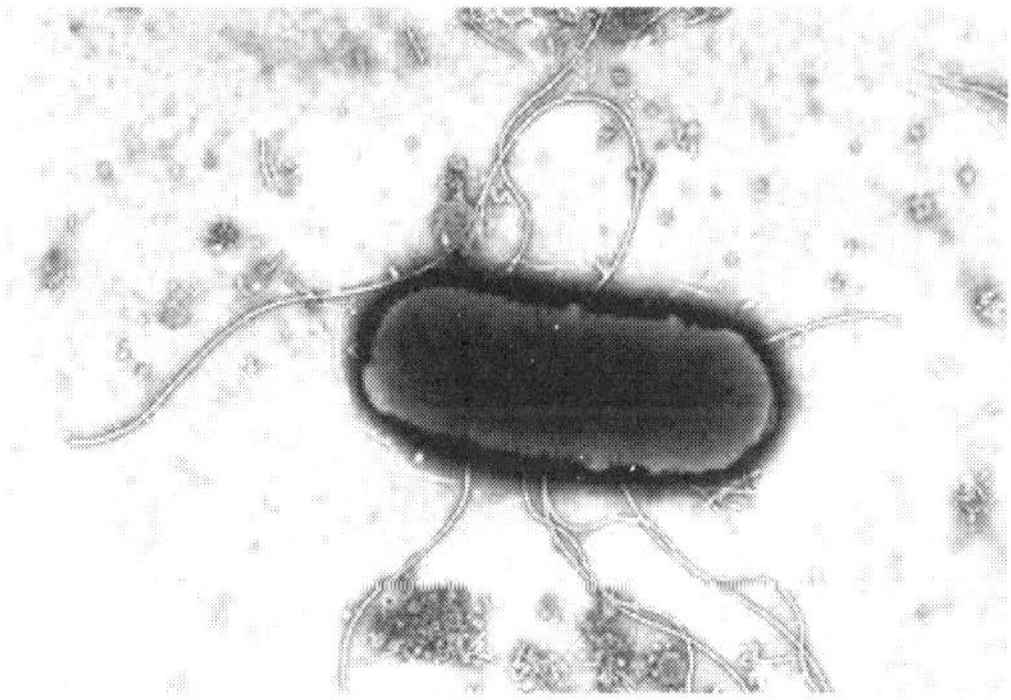

**図5-1　サルモネラ・エンテリティディス**
（大阪市立環境科学研究所）

が、イギリスをはじめとするアメリカやヨーロッパの国々から輸入されていたこと、そして、ニワトリと一緒に病原菌も入ってきたのだということを、この事件は思い知らせました。サルモネラ・エンテリティディス以外にも多くの型のサルモネラが、食べものあるいは家畜の餌などを通して、国境を越えて移動しています。

カナダとアメリカで、チョコレートが原因で起こったサルモネラ食中毒では、以前は見られなかったサルモネラ・イーストバーンという型が検出されました。起源はアフリカで、原料のココアと共にヨーロッパに来たものと推定されています。また、イタリアから輸入されたチョコレートによってイギリスで発生した食中毒では、サルモネラ・ナポライという型が原因細菌でした。しかしその後、どちらの菌もアメリカ・カナダ・イギリスで定着することなく、消え去っています。チョコレートの中では菌は封じ込められて増殖しないため、広がらなかったのか、あるいは新しい風土にもともと適応できない型であったのか、おそらくその両方が理由でしょう。

## サルモネラ

サルモネラは大腸菌などと同じ仲間（腸内細菌科）です。食中毒細菌としては古くから多くの研究があり、現在二四〇〇余りの血清型が知られています。以前は多くの種に分かれていましたが、現在では、一つあるいは二つの種に統一されました。食中毒に関連してわれわれがサルモネラというとき、その大部分はサルモネラ・エンテリカという一つの種の、さらにその中の一つの亜種に含まれます。チフス菌もこの亜種の中に含められています。

人に病原性をもつサルモネラは非常に多く、二四〇〇余りの血清型の大部分が人に病原性をもっていると考える人もいます。ただ、実際に人の食中毒を起こすことがはっきりしている血清型は約五十ほどといわれ、その中でもひんぱんに出会う型は二十余りです。

## 食中毒を起こす菌数

どのくらいの数の食中毒菌が腸に入ると食中毒を起こすか、という問題は難しく、食中毒菌の種類によって違うのはもちろん、年齢・健康状態、原因となった食品の種類と状態など、条件によって非常に大きな差があります。参考までにいくつかの食中毒菌について、病気を起こす最小の菌数をまとめてみました（表5-2）。

このような数値のもとになるデータの多くは、ボランティアに菌を飲んでもらって（コレラ菌でも）、病気になるかどうかをテストした結果です。このほかに、病気にかかった人が食べ

**表5-2　食中毒菌の最小発症量**

| 病原菌 | 最小発症量 |
|---|---|
| 赤痢菌 | 10〜10万 |
| ボツリヌス菌 | 1,000？ |
| コレラ菌 | 1,000〜100万 |
| 腸炎ビブリオ | 100万〜1億 |
| サルモネラ（チフス菌以外） | 10〜100万 |
| 病原大腸菌O157 | 10〜1,000 |
| リステリア菌 | 100？ |
| ブドウ球菌（毒素） | 0.1μg |
| セレウス菌　下痢型 | 10万〜1,000万 |
| 　　　　　　嘔吐型 | 10万〜1億 |
| ウェルシュ菌 | 1億〜10億 |
| エルシニア・エンテロコリチカ | 1万〜1億 |

た食品中の菌数から推定したデータも含まれています。ボツリヌス菌、リステリア菌は死亡率が高いので、人体実験は行われていません。病気を起こした食品中の菌数から推定した数値です。

いくつかの型のサルモネラについての結果を、表には一つにまとめましたが、個々のサルモネラ血清型についてのデータでは、最小発症数は一〇以下から一〇〜一〇〇、一万、一〇万、一〇〇万など、さまざまな値が出されています。人体実験では一万〜一〇万以上の菌を飲まないと発症していませんが、チョコレート、アイスクリーム、チーズ、ハンバーガーなどの食品では数十、ときには一〇以下の菌でも発症することが推定されています。いずれにせよごくわずかのサルモネラでも口から入れば発症の原因となりうるので、この菌の管理には細心の注意が必要です。

## 食中毒の症状

サルモネラ食中毒では、原因になる食べものを食べてから、約十八～三十六時間で発症し、胃のむかつき、発熱、腹痛、嘔吐、下痢などの症状が出ます。普通の食中毒症状のほかに、しばしば発熱（三八度前後）の見られるのがサルモネラ食中毒の特徴と言えるでしょう。普通は二、三日で軽くなり、六、七日で快復します。死亡率は一％以下ですが、乳幼児が感染した際には敗血症、髄膜炎を起こして死ぬことがあります。

## サルモネラの動物感染

サルモネラは、哺乳類（ほにゅうるい）・鳥類・両生類・爬虫類（はちゅうるい）など陸上動物の腸内を主なすみかとしています。それぞれの動物にどのような型のサルモネラが多いかということは、生態学の面からも医学の面からも興味ある問題ですが、まだ十分には解明されていません。異なる血清型に対する感受性には動物による差があるようで、例えばサルモネラ・タイフィミュリアムはネズミチフス菌とも言われるように、ネズミでは腸から体内に菌が入って、人の腸チフス様の激しい症状を起こしますが、ヒトには〝せいぜい〟食中毒しか起こしません。逆にチフス菌はヒトにはチフスという重い病気を起こすけれども、ネズミでは軽症にとどまる…。同じようなことが他の多くのサルモネラ血清型についてもあるでしょう。ある動物に激しい症状を起こす型は、その動物の体内に長くとどまり、動物が保菌者となって、そのサルモネラを環境に振りまいていると考えられます。

あらゆる動物がサルモネラをもっているところから、イヌ・ネコなどのペットも当然サルモネラを人にうつす原因になります。イヌでは一～三六％、ネコでは一～一八％がサルモネラ陽性というデータもあります。イヌやネコに限らず、ハムスター・モルモット・カメ・イグアナに至るまですべてサルモネラをもっているので注意が必要です。とくに免疫力の弱い、小さな子どもたちがペットからサルモネラに感染することが多いようです。アメリカの疾病管理予防局（ＣＤＣ）によれば、五歳までのサルモネラ感染症の一二％までが、カメ・イグアナなどの爬虫類が原因ということです。

アメリカではペットのカメが人気があるようで、人口の三％くらいがカメを飼っているといいます。一九七五年には体長一〇㎝以下のカメを売ることが禁じられました。これによって、年間十万人以上の子どもをサルモネラ感染から防ぐことができた、とＣＤＣは総括しています。それでもなお、カメによるサルモネラの感染がアメリカでは大きな問題として残っているようです。

日本でもミドリガメによるサルモネラ感染症がまれに報告されます。年間七〇万匹を超える爬虫類が輸入されているといいますから、表には出ないものの、子どもたちがサルモネラに感染して発病している例は、わが国でもかなり多いのではないでしょうか。人と動物の共通の病原菌であることを頭に入れ、子どもの扱うペットは常に清潔を保つことが必要です。また、餌のサルモネラ汚染にも注意しましょう。

## 爬虫類とサルモネラ

動物の中でも、爬虫類のサルモネラ保菌率が高いことは多くの国の調査で知られています。日本でも、東京農工大学・麻布大学の中臺文(なかだいあや)さんたちの研究(注1)によると、主に神奈川県のペットショップで売られていた多種類のカメ・トカゲ・ヘビなどについて調査したところ、七四%の動物が腸内にサルモネラをもっていました。サルモネラは大腸菌と違って乳糖を発酵しません。乳糖をもたない爬虫類の腸内は、大腸菌などとの競争で、哺乳動物の腸内よりもサルモネラにとっては有利な環境なのでしょう。いずれにしろ、爬虫類の腸内に高い率でサルモネラが見られることから、ここがかれらの主なすみかになっているのではないかと考えられます。爬虫類の腸内にすみつきながら、機会があれば他の動物の腸内に侵入し、すきを見てはその動物たちに病気を起こす…、というのがサルモネラの生態なのかもしれません。

## 食品中のサルモネラ

サルモネラ食中毒の主な感染源は動物であり、肉（とくに鶏肉）とその加工品、鶏卵などが多くの食中毒の原因食品となります。魚介類は海にいるときはサルモネラをもっていませんが、陸揚げされてからさまざまな経路で汚染され、その汚染率はかなり高いものです。

鶏卵はサルモネラ食中毒の原因として古くから各国で注目されており、わが国でも、一九九六年頃までは、原因のわかった事例のうち、八〇%以上が、鶏卵あるいはそれを使った調理食品でした。その後この比率は減ってきていますが、現在でもエンテリティディスによるサルモネラ食中毒の原因として、鶏卵に由来する洋菓子などの多い傾向がみられます。

先のイギリスのニワトリの例で、生まれてくる前の卵に菌が侵入していた事例を述べましたが、このような卵は、管理の徹底された現在ではごくわずか（約〇・〇三%程度）で、サルモネラ汚染は卵表面からが大部分です。

卵と関係ない食品でも、卵に付着したサルモネラが人や器具を通してその食品を間接に汚染していたというような例もあります。また、表5-3に示しましたが、卵ばかりでなく、鶏肉

**表5-3 食品のサルモネラ菌陽性率（%）**（厚生労働省）

| | | 平成15年 | 16年 | 17年 |
|---|---|---|---|---|
| 野菜 | カイワレ | 0 | 0 | 0 |
| | レタス | 0 | 0.8 | 0 |
| | もやし | 0 | 0 | 0 |
| | ミツバ | 0 | 0 | 0 |
| | キュウリ | 0 | 0 | 1.6 |
| | カット野菜 | 0 | 0 | 0 |
| | 漬け物野菜 | 1.2 | 0 | 0 |
| 食肉 | ミンチ肉（牛豚混合） | 0.3 | 3.4 | 4.6 |
| | ミンチ肉（鶏） | 28.2 | 25.2 | 33.6 |
| | 牛レバー（生食用） | 0 | 0 | 0 |
| | 牛たたき | 0 | 1.1 | 0 |
| | 鶏たたき | 10 | 8.5 | 9.6 |
| | 馬刺 | 1.7 | 0 | 0 |
| | ローストビーフ | 0 | 0 | 0 |
| 魚介 | カキ（生食用） | 0 | 1 | 0 |

もサルモネラ汚染率が高く、また他にも、いくつかの食品について の調査結果からも、その汚染率がきわだって高いことがわかります。

## サルモネラ食中毒の予防

鶏卵はサルモネラに汚染している可能性があるので、取り扱いに注意しなければなりません。しかし、現在では鶏卵の衛生管理は以前に比べるとよくなっているので、スーパーなどで売られている鶏卵については心配無用でしょう。

サルモネラは熱に弱く、七〇℃、数分の加熱で死滅します。したがって肉類、とくに鶏肉は十分加熱したものを食べるようにしましょう。焼き鳥なども、美味しいからといって、火のよく通らない、生焼けのものを食べないように。

注1　中臺文、他（2005）日獣会誌五八、七六八〜七七二頁

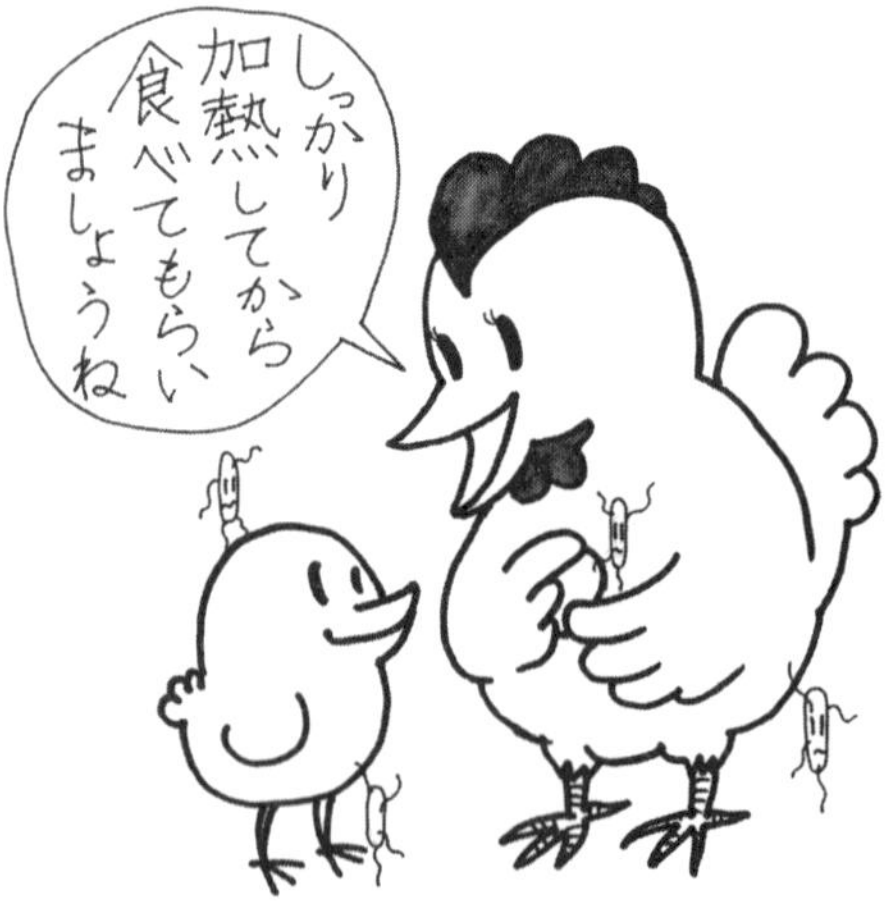
しっかり
加熱してから
食べてもらい
ましょうね

# 6. チフスのメアリー
## ——腸チフスの健康保菌者

### アイルランド移民

十九世紀も終わろうとする一八八四年、十四歳のメアリー・マロンはアイルランドからアメリカに渡航します。一緒に船に乗った少女たちの多くは、メアリーと同じように単身でした。アイルランドは多くの移民を出した国として皆さんもご存じかもしれません。一八四〇年の大飢饉のときにはアメリカやイギリス本土へ一五〇万人が移民したそうですが、その後も移民は続き、その総数は六百万人とも七百万人ともいわれています。ちなみに現在のアイルランド人口はほぼ四二〇万人です。

アイルランドからの移民たちは、アメリカでは、ほかの国々から移住した白人たちと違って差別され、二級市民として黒人並み、あるいはそれ以下に扱われていました。男たちは鉱山労働、土木作業、建設工事、鉄道敷設などに携わり、女たちの大部分は黒人同様、住み込みのメ

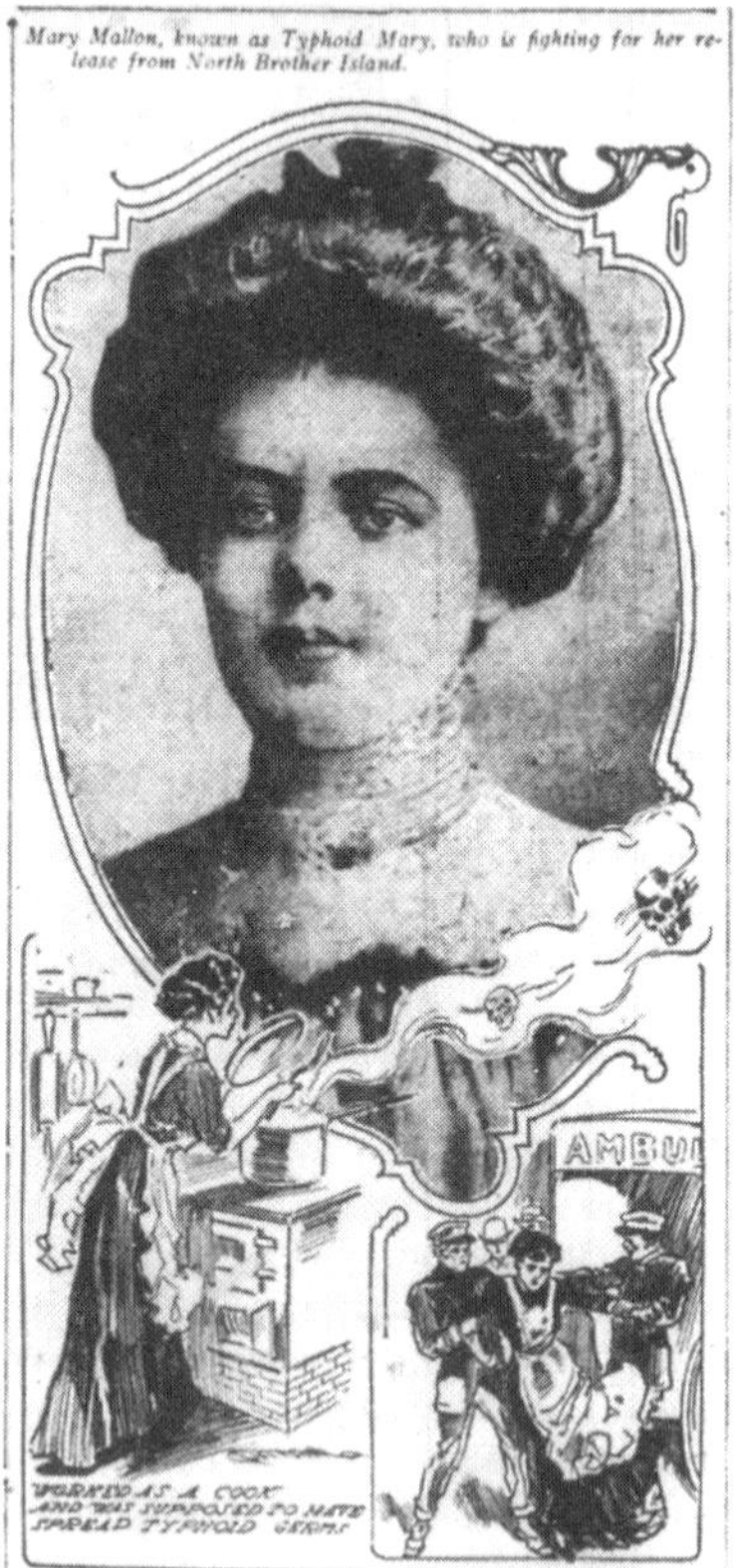
Mary Mallon, known as Typhoid Mary, who is fighting for her release from North Brother Island.
AMBU
WORKED AS A COOK AND WAS SUPPOSED TO HAVE SPREAD TYPHOID GERMS
GAVE DETENTION WARD MEN A HARD TUSSLE.

図6-1　メアリー・マロン

イドとして富裕なアメリカ人の家庭に雇われるのが普通でした。プロテスタント教徒の支配しているアメリカ社会で、カトリック系アイルランド人に対する宗教・人種差別、階層差別は根強く、このことがメアリー・マロンの生涯に深い影を落としています。

メアリーもはじめはメイドとして働いていましたが、かの女が歴史の表舞台に引き出される一九〇六年には、上流家庭の料理人として働いていました。メアリーは料理人としての評判も良く、雇い主の家庭では子どもたちがよくなついていたといわれます（図6-1）。

## 腸チフス保菌者

一九〇六年、ニューヨーク州ロングアイランドにあるサマーハウスを借り、ひと夏を過ごしていた銀行家の家族に事件が起こりました。十一人の家族の中で六人がチフスにかかったのです。サマーハウスの持ち主は、この事件によってお客を失うことを恐れ、チフスの病因分析の専門家ジョージ・ソーパーに原因の究明を依頼しました。型通り、水・ミルク・食べものなどが追跡調査されましたが、原因は突き止められませんでした。しかし、ソーパーは、綿密な聞き取りの中で、事件の起こる少し前に料理人が替わったことを知りました。家族の証言では、その料理人は「全く健康だった」ということでしたが、ソーパーはヨーロッパの文献から、チフスの健康保菌者が存在することを知っていました。

料理人を務めていたメアリー・マロンは事件のあと、銀行家の家から去っていました。ソーパーは職業周旋人を通してかの女の過去の足取りをたどります。その結果、一九〇〇年から八年の間に、メアリーが料理人として働いていた七つの家庭で、合計二十二人のチフス患者が発生し、一人が死亡していることがわかりました。

最終的な決め手として、本人の糞便・尿を採取して検査し、チフス菌を証明しなければなりません。ソーパーはメアリーの勤め先の家を訪ねます。予告もなくいきなり訪れた客に、「あなたはチフスを振りまいている。検査のために糞便と尿を採取したい」といわれたときのメアリーの怒りは激しく、ソーパーは家の外に追い出されました。同僚を伴って再び訪れたときもメアリーの対応は変わりませんでした。

ソーパーから報告を受けたニューヨーク市の衛生局は、局に入ったばかりの新進気鋭の女医、ジョセフィーヌ・ベイカーをメアリーのもとに派遣します。今回は警官五人と一人の救護員をつけて。

女医といってもベイカーが別の階級の人間であることを、メアリーは一目で見抜きました。「出ていけ！」という仕草でドアを指さし、それでも出ていかないとみると、料理用の巨大なフォークを構えてジョセフィーヌに向かって突進しました。かの女たちが思わず怯(ひる)んだすきに、メアリーはさっと姿を消しました。他の召使いたちに逃げた行方をたずねても、かれらは知らぬ顔をします。「警官たちすら、自分たちと同じ階層の人間をかばおうとして協力的でなかった」とジョセフィーヌ・ベイカーは自伝の中で書いています。

外の雪についた足跡をたどって、隣家まで追跡し、五時間にわたる捜索の後、家の中に潜んでいたメアリーは逮捕されました。そして、市の病院で検査されたかの女の糞便からは高濃度のチフス菌が発見されました。かの女はニューヨーク市外のノース・ブラザー島にある病院に一九〇七年から三年余りにわたって隔離されることになります。

## 釈放、再逮捕

「今後は料理人の仕事をしない」という誓約を、釈放されるにあたってメアリーは書きました。当局は引き続いてかの女を保護観察していましたが、まもなくメアリーは逃亡し、次に見つかったのは一九一五年の初めでした。

ニューヨーク市の産科病院で二十五人の医師・看護師・職員がチフスにかかり、うち二人が死ぬという大きな事件が起きました。病院で料理人として勤めていた「バロン夫人」がメアリー・マロンであることがわかるのに時間はかかりませんでした。

メアリーは逮捕され、再びノース・ブラザー島に監禁されます。「かの女が公衆衛生上の危害を与えることはもうないだろう」とニューヨーク市の保健局長は宣言しました。

なぜ、メアリーは市当局との誓約を破って料理人に舞い戻ったのか…。はじめ、かの女はクリーニング店に勤めていましたが生活が保障されず、それに対して、ニューヨーク市と市保険局を相手取り、弁護士をたてて裁判所に訴え出ています。長年の交際相手としてかの女を理解し、また経済的にも面倒をみてくれていたブリーホフが亡くなったことも大きな影響があったのでしょう。メアリーとしては天職となっていた料理人に戻るより仕方がなかったようです。

二度目の隔離は一九一五年から、一九三八年にかの女が死ぬまで二十三年間続きました。

この隔離の年月を、メアリー・マロンは比較的平穏にすごしたようです。島の病院施設もかの女のいない数年間にきわだって改善されていました。自分用のコテージも与えられ、ケーキを焼いて島の人たちに売ったり！　また、ある程度の自由も与えられ、島の中や外の友人、その家族とも行き来をすることもできました。ときには島を出て日帰りでショッピングを楽しんだこともあるようです。ニューヨーク州ロングアイランドのレンプ家とはとくに仲がよく、メアリーは遺言でかの女のわずかな持ち物をレンプ夫人に、また二百ドルをその子どものウイリーに残しています。

メアリーは、島にきてから三年後に病院の看護婦となり、数年後には病院のヘルパーになりました。その頃、ロシア革命を避けて亡命してきたアレクサンドラ・プラヴスカが島の病院で住み込みの医師をしており、メアリーは検査室でかの女の助手として働くようになりました。プラヴスカに対してメアリーは感謝の念を抱いていたようで、遺産から二百ドルを贈っています。プラヴスカが島を去った後、後任として来た若いエマ・シャーマンも検査室の助手としてメアリーを使っています。メアリーにやらせた検査の結果は必ずしも信頼できるものではなく、多くの場合、シャーマンは自分でやり直さなければならなかったようですが、メアリーが社会に貢献していると自分で思っていることは非常に重要なことだとシャーマンは考えていました。

メアリーは全く健康にすごしている自分がチフスの保菌者であり、人々を病気にしたということを生涯認めず、ニューヨーク市の衛生当局が罪のない自分を迫害し続けていると思いこんでいたようです。アメリカの法律は向こう側のもので、差別され迫害されているかの女たちの側のものではないという固い信念をもち、また、健康な人間が人に病気を移すことなどありえないという確信を抱き続けていました。

メアリーが、自分の信頼していた医師に糞便の試料を送って検査をしてもらったこともあります。その結果は陰性でした。たまたま菌が排出されない時期だったのか、あるいは試料を送る方法が適切でなく、検査の時までに菌が死んでしまっていたのかはわかりません。いずれにせよ、この結果も、自分は無実であり、迫害を受けているというメアリーの確信を深めたようです。余生を送った島の人たちも、病院の医師も、会話の中ではかの女が保菌者であることに触れないようにしていました。

## マスメディアはどう報道したか

メアリー・マロンが一九〇七年にはじめて逮捕されたとき、ニューヨークの新聞は一斉に騒ぎ立てました。扇情的なジャーナリズム―イエロージャーナリズム―で知られるハースト系の新聞では、「《人間チフス菌》を病院に監禁。謎に満ちた真相。《人間培地》。ピンクの頬と豊かな胸をもつアイルランドの少女メアリー、逃亡を続けながら著名人の家庭にチフスを振りまく…。三十八人のチフス患者。市民の健康への脅威…」、などと煽っています。

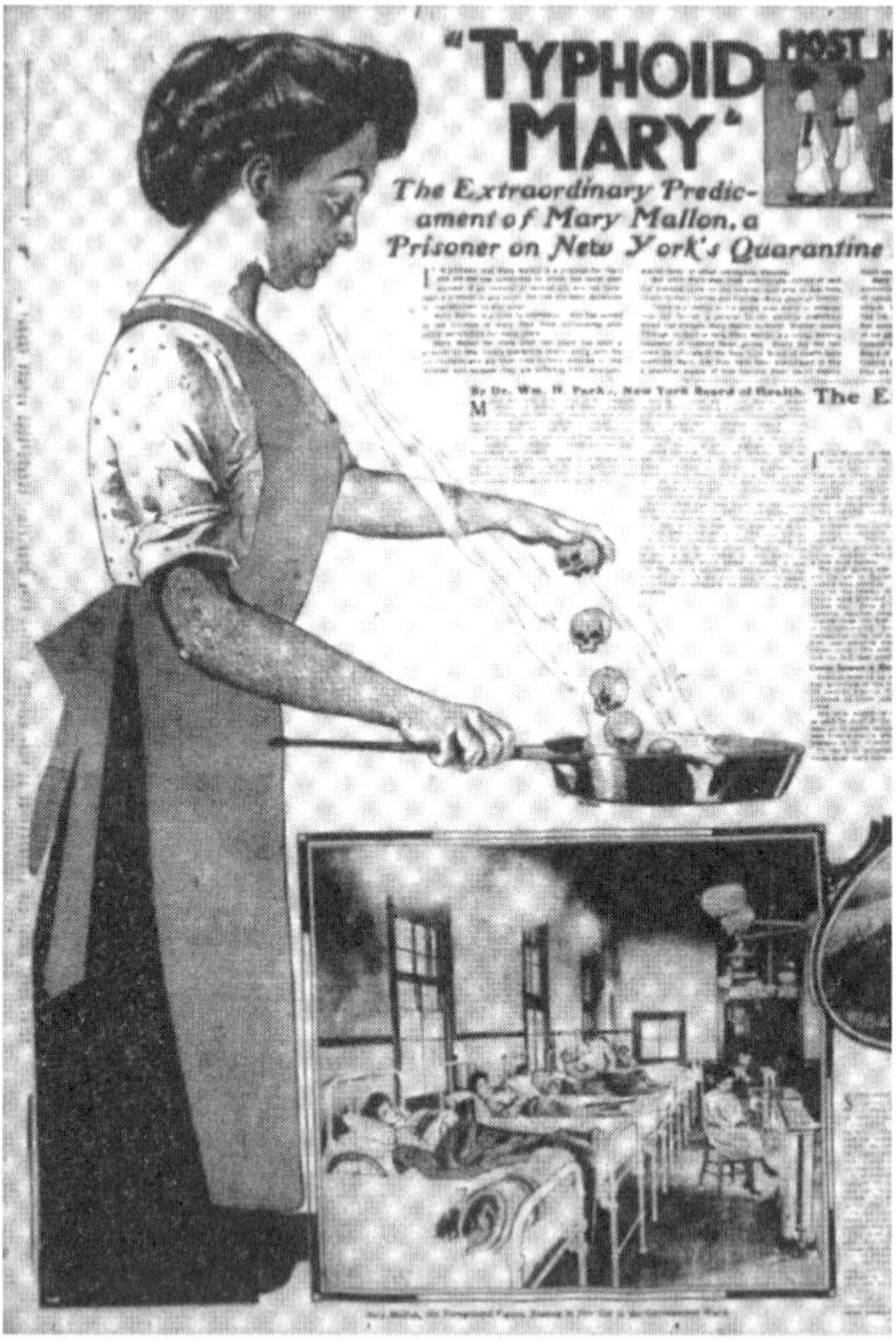

"TYPHOID MARY"
The Extraordinary Predicament of Mary Mallon, a Prisoner on New York's Quarantine


図6-2　タイフォイド・メアリー

ほかの新聞も似たり寄ったりでした。このような騒ぎはついに「タイフォイド・メアリー（チフスのメアリー）」という、不名誉なあだ名を彼女に与えます。いかにも凶悪な調理人であるかのような、扇情的な写真やイラストなどで、さらに彼女の人格は傷つけられました。フライパンにチフス菌を吹き付け、ドクロをばらまいているようなイラスト（図6-2）は、一九〇九年の六月、ハースト系の「ニューヨーク・アメリカン」紙に掲載されたものです。

メアリーが捕えられ、島に監禁されて年月が経つにつれて、メディアもしだいに冷静になっていきました。チフスの保菌者はニューヨーク州だけでも五十人もいて、メアリー・マロンはその一人に過ぎないこと、他の人々は食品を扱うことは禁じられても、日常生活を営んでいること、メアリーは自分が意図して犯した罪ではないのに、島に監禁を続けられていることなど…。はじめの扇情的なイラストや写真はしだいに同情的なものに変わっていきました。メアリーが一九一〇年に釈放されてからは、かの女に対する記事が出ることも少なくなります。

しかし、メアリーが一九一五年に再び逮捕されると、メディアの姿勢は再び豹変します。メアリーは凶悪な危険人物として扱われ、警官隊が家を取り囲んで、かの女が逮捕されるまでの一部始終が推理小説の一節のようにぎょうぎょうしく描写されました。さらには、「ヒステリックな殺人マニアをなぜ釈放したのか?」などというような論調も現れました。

かの女が全米でおそらく数千、数万に上る健康保菌者の一人に過ぎないことや、食品を扱う人の中にもしばしばチフス保菌者がいたことには、まったく触れられませんでした。実際、このような保菌者の中には、メアリー・マロン以上に危険な人物もいたのです。たとえば調理人トニー・ラベラは当局から食品を扱わないようにとの度重なる警告を無視して、一二二人の患者と五人の死者を次々に出しましたが、短期間隔離されただけで釈放されています。また、ベーカリーとレストランのオーナーだったアルフォンス・コーティリスもチフス保菌者のリストに載せられ、食品を扱うことを禁じられていたにもかかわらず、「おれが病気に見えるか！」といって耳を貸しませんでした。コーティリスは裁判にもかけられましたが、出された判決は、かれを拘束できないということでした。メディアもまた、かれらについては、その時々の事実を淡々と報道しただけでした。

当時のアメリカ社会には、人種や職業による差別が根強く生きていました。チフス保菌者に対する恐怖心というよりは、アイルランド人、貧しい身分の料理人が上流階級にチフスを振りまいて回ったという捉え方に人々は陥り、マスメディアがそれを増幅しました。ひたすら発行部数を増やすために事実を誇張し、偏見を増幅しながら人々の扇情心に訴えるという、いわゆるイエロージャーナリズムは十九世紀のアメリカに始まるマスメディアの習性です。その格好の題材としてメアリー・マロンの生涯が取りあげられたといえるでしょう。

## 腸チフスとその保菌者

ここで、腸チフスについて少し触れておきましょう。腸チフスはサルモネラの一種、サルモネラ・タイフィによって起こる病気です。戦後の日本では代表的な伝染病の一つでしたが、現在では統計上ゼロの年が続いています。ただ、衛生状態の悪い国々ではいまだに多くの患者が発生しており、わが国にも旅行者を通して持ち込まれる例が増えています。

水、食べものとともに、あるいは患者と接触して菌が入ると、普通七～十四日の潜伏期間の後に症状が出始めます。腹痛、発熱、関節痛、頭痛などから始まって、さらに進むと四〇度近い高熱が出て、下痢、ときには逆に便秘を起こします。肩、胸、腹部にはバラ疹と呼ばれるピンク色の斑点が現れます。重症の場合には腸穿孔を起こし、肺炎や意識障害、胆嚢炎、肝機能障害を伴うこともあります。

腸チフスの特徴は快復したあと、一～五％の患者が胆嚢に菌を保菌することで、とくに胆石や慢性胆嚢炎の患者では、永続保菌者となることが多いといわれます。

チフス菌を除くために、《胆嚢摘出》という治療方法があり、メアリー・マロンに対しても提言されていました。これに対して、保健当局者は、かの女がとても承知しないだろう、と返事をしています。また、その当時は摘出しても効果がなかったという事例も多く、専門家たちも胆嚢摘出に対して疑問を投げかけていました。

チフス菌以外のサルモネラについても、健康な人の中に〇・一％程度の保菌者がいるといわれています。小野川尊さん・市瀬正之さんによる東京都の学童と成人（調理関係者）一六〇万人についての調査では、〇・一四％にあたる二二七二人が保菌者で、その半数余りは症状のない健康保菌者でした(注1)。

しかし、腸チフス・パラチフス以外のサルモネラでは、長期にわたる保菌者は稀です。同じサルモネラでも宿主となる動物の種類によって相性があり、人には腸チフス菌・パラチフス菌がとくにすみつきやすいのです。多くの食中毒菌、コレラ・赤痢・腸炎ビブリオなども腸で増殖して病気を起こしますが、腸壁を通って体の中に入ることはほとんどなく、いずれは排出されていきます。しかし、チフス菌の場合は、腸壁を通ってリンパ球に入り、さらに胆嚢、胆管に巣くって、長期の保菌者になる可能性があり、ときにはメアリー・マロンのように生涯にわたって菌を排出し続ける不幸な人もいました。

健康保菌者の代名詞として、《タイフォイド・メアリー》の名前は多くの食品衛生関係の教科書に載せられ、ときには小説のヒロインにもなり、疫病を振りまく悪役として世界に広まりました。けれども、教科書には触れられていない側面、すなわち、人種・階層による差別と偏見、腸チフスに対する無知と先入観、さらにそれらを途方もなく煽り立てたジャーナリズムの犠牲者としてのメアリー・マロンの名前を、わたしたちは記憶にとどめておくべきでしょう。

注1　小野川尊、市瀬正之(2001)サルモネラ保菌者の健康状態調査に関する研究、国際学院埼玉短期大学研究紀要22

# 7. カンピロバクター
## ——鳥と若者が好みです

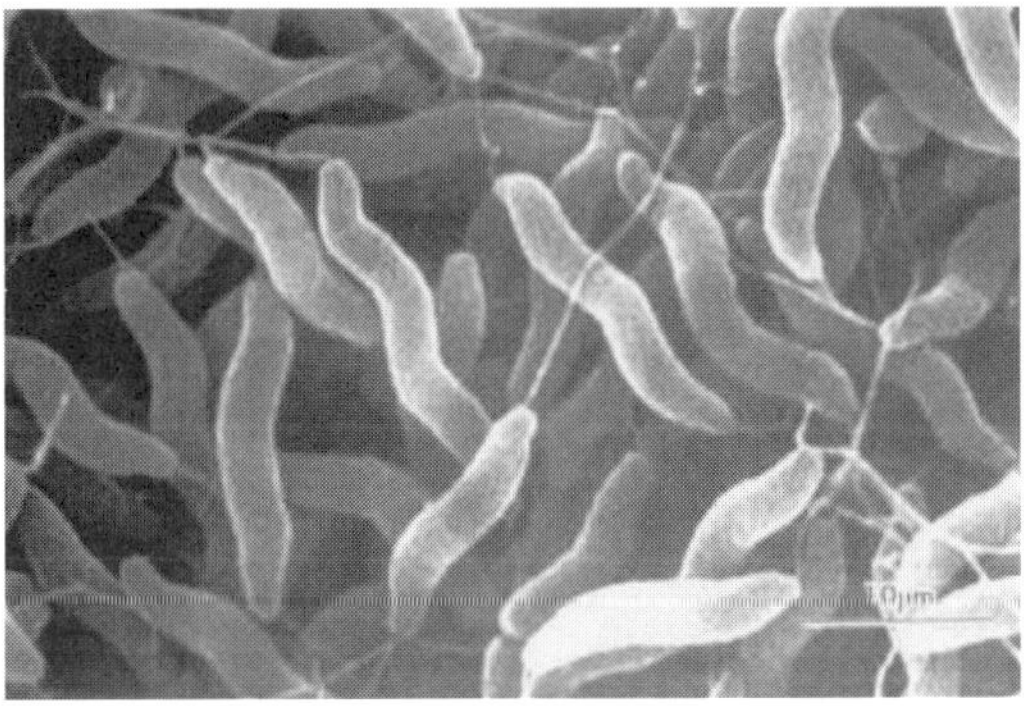


図7-1　カンピロバクター
（大阪市立環境科学研究所）

### カンピロバクターによる食中毒

カンピロバクターというのは、あまり馴染みのない名前かもしれません。しかし、この菌による食中毒の患者数はヨーロッパ諸国・オーストラリア・ニュージーランドなどではサルモネラをしのいで第一位、あるいはサルモネラに次いで二位となっています。日本でも二〇〇三年からは事件数で第一位、患者数でもノロウイルス、サルモネラに次いで三位に上ってきました。

カンピロバクターは形も変わっていますが（図7-

1）、菌の性質もユニークないくつかの特徴をもっています。

## カンピロバクターによる食中毒の事例

この菌による食中毒が日本で知られるきっかけになったのは、札幌で一九八二年に起きた大規模な集団食中毒でした。

この年の十月、開設して間もない市内大手スーパーマーケットで、買物客の中から下痢、腹痛、吐き気、発熱などの症状を示す人たちがつぎつぎに現われ、患者の数は最終的には七七五一名に達しました。患者の糞便からは、カンピロバクターと毒素原性大腸菌が、一方、スーパーの従業員からもカンピロバクターが検出されました。原因は汚染された井戸水を飲料水などに使っていたことでした。スーパーの排水設備に欠陥があり、汚水が井戸に侵入していたのに加えて、井戸水を殺菌するための塩素滅菌器が故障していました。受水槽から、患者と同一の毒素原性大腸菌が、また、原水付近をボーリングして採られた水からカンピロバクターが検出されました。この食中毒は、カンピロバクターと毒素原性大腸菌の二つの菌による混合感染症とされています。

この後一九九二年にも東京都内の小学校で学童二七七名中一一一名がカンピロバクターによ

る食中毒にかかるという事件が起きています。ここでは、給食に出された和風サラダが原因食と推定されました。

このような集団事例は、ときにみられますが、カンピロバクターによる食中毒は、わが国でも外国でも、大部分は患者数の少ない散発例となっています。

## 推定される患者数

カンピロバクターは、開発途上国では乳幼児の下痢症の最も重要な原因になっていると言われてきました。しかし、先進国でもこの菌による食中毒は非常に多く、イギリスでは国民の約一・一％が毎年この菌による食中毒にかかっているといわれます。アメリカでも、推定で年間二四〇〇万人を超す患者が発生し、これによる医療関係のコストは年間一四〇〇億～一五〇〇億円に達すると推定されています。

わが国でも近年、カンピロバクターによる食中毒は増加の傾向を見せており、過去五年間の平均患者数は、統計では約二五〇〇人となっています。しかし、この菌による食中毒は、保健機関などに届出のない散発的な事例が多いので、実数ははるかに多いと推定されます。もし、欧米並みに人口の約一％がかかるとすれば、わが国のカンピロバクターによる食中毒患者数は一二〇万人という数になります。しかし、この菌による食中毒の原因食品は肉や生乳が多いので、このような食品を欧米人ほどは多くとらない日本人では、年間のカンピロバクターによる食中毒の患者数も、人口の一%よりは少ないと見てもよいでしょう。ただ、若い世代では魚食から肉を中心とする食生活に変わってきているので、今後カンピロバクターによる食中毒が増えていくことも予想されます。

## カンピロバクター

カンピロバクターという属には、現在約二〇の菌種が知られています。人に食中毒を起こすのはそのうちの数種類で、中でもカンピロバクター・ジェジュニという菌種がこの食中毒の大部分（約九〇%）の原因菌になっています。これに次いでカンピロバクター・コリによるものが多く、さらにカンピロバクター・フィータスその他のカンピロバクター種が人の下痢症患者から分離されています。わが国の統計では食中毒を起こすカンピロバクターを、カンピロバクター・ジェジュニ／コリというように一括しています。

カンピロバクターはもともと人や動物の腸内や口、膣内に寄生している細菌です。この属のいくつかの細菌種は動物の流産や腸炎を起こす病原菌として古くから知られていました。

この菌は図7－1で見たようにらせん状の形をしており、両端から長く伸びているべん毛を使って、活発に泳ぎます。その動きは、ワインの栓抜き（コルクスクリュー）様と、しばしば例えられてきました。形は一見ピロリ菌（ヘリコバクター・ピロリ）に似ています。性質にも似たところがあり、ピロリ菌も以前はカンピロバクターに分類されていました。

## カンピロバクターの特異な性状

カンピロバクターの大きな特徴は、空気中の酸素（約二〇％）よりも低い酸素濃度を好むことで、酸素五～一〇％、二酸化炭素三～五％という、つまり空気と比較してわずかの酸素と多くの二酸化炭素を含む環境で最もよく増殖します。逆に酸素がまったくないか、あるいは空気中の濃度と同じ環境では増殖できません。このような菌を微好気性というわかりにくい用語で呼んでいます。このような微好気性の細菌には、ご存知の乳酸菌も入ります。

もう一つの特徴は、カンピロバクター・ジェジュニ／コリは常温では増殖できないことです。コリのほうは二五℃以下、ジェジュニのほうは三〇℃以下の温度では増殖できず、死んでいきます。

他の食中毒菌と違う特徴はもう一つあって、それはカンピロバクターが塩分に弱いということとです。カンピロバクターの好む塩分濃度は食塩にして〇・五％程度で、一％までは何とか耐えられますが、二％以上では徐々に、あるいは、（二〇℃以上の温度では）かなり急速に死滅します。

常温で増殖できず、塩分にも弱いというような菌が食中毒菌のナンバー・ワンになるのは不思議ですが、カンピロバクターは実はごくわずかの菌数（五〇〇個以下）でも感染することが知られており、そのことがこの菌による食中毒の多い理由になっていると考えられています。つまり、フードチェーンの中のある場所、たとえば肉の解体、処理、加工あるいは調理の際、ごく少量の菌に汚染されても、それが多くの人の感染の原因になるわけです。

さらに、カンピロバクターによる食中毒は、五歳以下の幼児と二十〜二十九歳の若者に感染が多いという奇妙な事実があります。理由はよくわかりません。開発途上国をはじめ、多くの国では幼児の間に感染して、その後しばらくは免疫ができていること、また、青年の感染事例が多いのは、一般的な抵抗力の有無よりも、大学生活あるいは海外旅行などでの暴飲・暴食の機会の多いことなどが原因だろうという人もいます。

食中毒の潜伏期間は二〜五日で、頭痛・発熱・吐き気・腹痛・下痢が主な症状です。毒素原性大腸菌やブドウ球菌など多くの食中毒が一、二日で治まるのに、カンピロバクターによる食中毒では、症状がしばしば数日間あるいは一週間にわたって続きます。また、四分の一ほどの患者は症状がぶり返すことがあります。ときに重症になりますが、死亡することはまれです。ただ、まれな事例ですが、重い麻痺症状（ギラン・バレー症候群）を残すことがあります。

## カンピロバクターによる食中毒の原因となる食べもの

散発的に起こることが多く、とくに潜伏期が比較的長いので、カンピロバクターによる食中毒の原因を特定することは難しく、そのため、統計でも原因不明として記されることがほとんどです。しかし、原因がわかった事例ではまずニワトリが主なものとしてあげられています。表7-1に、二〇〇二〜二〇〇六年まで、わが国で報告されたカンピロバクターによる食中毒の原因をまとめて示しました。これからわかるように、原因のわかった事例は一割ほどしかありませんが、その中では大部分が鶏肉関連です。飲食店・旅館の料理でも鶏肉が使われたり、調理されたりすることを考えると、わが国では鶏肉が一番の原因食品になっていると思われます。

別の調査でも、わが国のニワトリのカンピロバクター保菌率は二〇〜一〇〇％となっており、ほかの動物肉より際だって高くなっています。

表7-1　カンピロバクター食中毒の原因

| | 件　数 | % |
|---|---|---|
| 鶏肉関連 | | |
| 　鳥・鶏レバー刺身、鳥たたき、ほか | 57 | 2.8 |
| 　鶏肉料理 | 27 | 1.3 |
| 　バーベキュー、串焼きなど | 17 | 0.8 |
| 　鶏　肉 | 6 | 0.3 |
| 　鶏ささみ料理（サラダなど） | 5 | 0.2 |
| その他の食品 | | |
| 　レバー刺身（牛、ほか） | 17 | 0.8 |
| 　バーベキュー（牛、ホルモン、ほか） | 13 | 0.6 |
| 　飲食店、旅館の食事（宴会料理を含む） | 42 | 2.1 |
| 　家　庭 | 6 | 0.3 |
| 　水、その他 | 4 | 0.2 |
| 原因食品不明 | 1,817 | 90.4 |
| 事件数合計 | 2,011 | 100.0 |

品川邦汎、日食微誌 23:124−128 (2006) から要約。

諸外国でも鶏肉が原因とされることは多いのですが、それと並んで、あるいはそれ以上に、生の牛乳によるカンピロバクター食中毒の多いことが注目されます。これは牛乳を搾るときに雌牛の乳房からカンピロバクターが汚染することが原因です。カンピロバクターは熱に弱く六五℃の加熱でも急速に死滅します。したがって加熱殺菌してある市販の牛乳は安全なので、わが国のように生乳を飲むことの少ない環境では、乳からの感染はほとんどありません。

## カンピロバクターによる食中毒の予防

二五℃以下の温度では増殖しない、一・五〜二%程度の食塩を加えれば増殖しない、さらに熱に弱いというカンピロバクターの性状から、家庭でこの菌の食中毒を予防するのは難しくないと言えるでしょう。問題はニワトリ・ブタ・ウシなど汚染源となる動物からの汚染が、解体処理の際に起こることです。肉がカンピロバクターによって汚染されてしまうと、輸送・加工・調理にわたるフードチェーンを通じて肉に付着した菌が運ばれ、ときには調理者やまな板などを通してほかの食品をも汚染します。少ない菌数でも病気を起こしうるので、わずかの汚染でも多くの人びとを巻き込む食中毒が起こりえます。

従って、生の、あるいは十分火の通っていない肉類を食べないことが肝要です。厚生労働省もレバ刺しなどがカンピロバクター食中毒の原因になりうることに注目しており、健康なウシでも肝臓で一一%、あるいは胆汁の二二〜二五%が、カンピロバクターに汚染されているという岩手大学の品川邦汎さんたちの調査結果を紹介しながら、注意を呼びかけています。

## 汚染源

人に食中毒を起こすカンピロバクターの汚染源として、まず挙げられるのは鳥です。各国の動物園にいる鳥を含め、鳥とカンピロバクターについては多くの研究があります。それによるとさまざまな種類の鳥（ニワトリ・シチメンチョウ・アヒル・キジ・エミュウ・ダチョウ・ハト・オウム・タカなど）から、カンピロバクター・ジェジュニが高率に分離されています。とはいっても、検査されたほかの鳥の中にはこの菌が検出されなかったものもありますが。

鳥の体温は四〇〜四二℃で、人や他の哺乳類より高めです。一方、カンピロバクターの最も好む温度も四一〜四二℃なので、鳥の腸内はかれらにとって快適なすみかなのでしょう。鳥に対しては病原性がないということなので、鳥の腸内がカンピロバクターの本来のすみかであることが推定されます。鳥の腸内をすみかとしながら、その糞を媒介として他の動物や、さらに人の腸内に入り込んで病気を起こすのでしょう。

カンピロバクターはサルモネラと並んで「人畜共通感染症細菌」と呼ばれます。サルモネラと同じような生態でありながら、サルモネラの場合は本来の宿主が爬虫類であるのに対して、カンピロバクターの場合には、鳥類という違いがあるようです。どちらについても、今のところはまだ仮説の域ですが。

## ペットにご用心

人と他の動物に共通した病原菌であることから、動物のいるところにはカンピロバクターの汚染があるということを覚悟しなければなりません。人が動物を飼ったり、その肉を食べたりする以上、カンピロバクターによる食中毒は避けがたいもので、サルモネラと並んで細菌による食中毒原因のトップにカンピロバクターが名を連ねているのは、当然とも言えます。

岐阜大学の坂井智恵さんたちの調査によれば、セキセイインコの糞から六九%の高率でカンピロバクターが検出されています。また、野生のネズミやハエからもカンピロバクターは検出されています。カンピロバクターはわずかの菌数でも感染が起こりうるので、ハエの多いところでは、これがカンピロバクター食中毒の主な原因になると主張する論文もあります。

われわれの身近にいるペットも、カンピロバクターの温床になっています。健康なネコでも保菌率が六六%、イヌでは三四%という調査結果があります。従って、カンピロバクターによる食中毒のかなりの部分（六～三〇%）はペットが原因ではないかという推測もあります。

近頃は家の中でペットを飼う人も多くなってきました。ペットの体表や糞からのカンピロバクターによって、食品が直接的にも間接的にも汚染されないように、気をつけなければなりません。

# 8. リステリア菌——妊婦はご注意

## リステリア菌感染症の事例

リステリア菌（リステリア・モノサイトジェネス）は二十数年前から食品由来病原菌の一つとして知られるようになりました。一九八一年の春頃、カナダで頻発していた重い脳脊髄膜炎の原因がこの菌であることがわかり、市民・食品業界だけでなく、世界中の微生物関係者に大きな衝撃を与えました。たまたまアメリカに出張していたわたしは、当時メリーランド大学副学長であったリタ・コルウェルさんに迎えの車の中で「ウシオ、リステリア・モノサイトジェネスのこと、知ってる？」と聞かれました。よく知らないけれども動物の病原菌ではないか、と答えると、かの女はそれが人に対する病原菌にもなることがわかって、今大騒ぎをしているのだと、経緯を話してくれました。

それ以後、リステリア菌による食中毒は欧米各地で頻発しています。表8-1に、その代表

**表8-1　欧米でのリステリア菌による食中毒の事例**

| 年 | 事件の原因とその経過 | 死亡率(%) |
|---|---|---|
| 1981 | カナダ：キャベツコールスロー<br>41名が発症（妊婦34名）、6カ月にわたる。<br>新生児15名、成人2名が死亡 | 41.7 |
| 1985 | アメリカ：カリフォルニア産ソフトチーズ<br>142人発症（妊婦93人）、8カ月にわたる。<br>死者48人、30人は死産児・新生児 | 33.8 |
| 1983-1987 | スイス西部：ソフトチーズ（生乳原料）<br>122人が発症（妊婦65人）、4年間にわたる。<br>死者31人 | 25.4 |
| 1987-1989 | イギリス：パテ（1工場の製品？）<br>355人が発症（妊婦185人）、死者94人 | 26.5 |
| 1992 | フランス：豚舌のゼリー寄せ<br>279人発症（妊婦、新生児92人）、10カ月にわたる。<br>死者85人（死産22、生後死7）<br>妊婦以外は61%が何らかの既往症 | 30.5 |
| 1998-99 | アメリカ：肉製品（サラ・リー社製品）<br>患者101人（妊婦15人）、8カ月にわたる。<br>死者21人（流産・死産6人を含む） | 20.8 |

的な事例を示しました。この菌による食中毒は、表に見られるように死亡率が極めて高いのが特徴で、それ故に特別に警戒されています。

わが国では多くの死者を伴うような、リステリア菌による感染症はまだ起きていませんが、二〇〇一年に、北海道で作られたナチュラルチーズを食べた人たちの中で二人が頭痛・発熱を訴え、また、二十人からリステリア菌が検出されました。

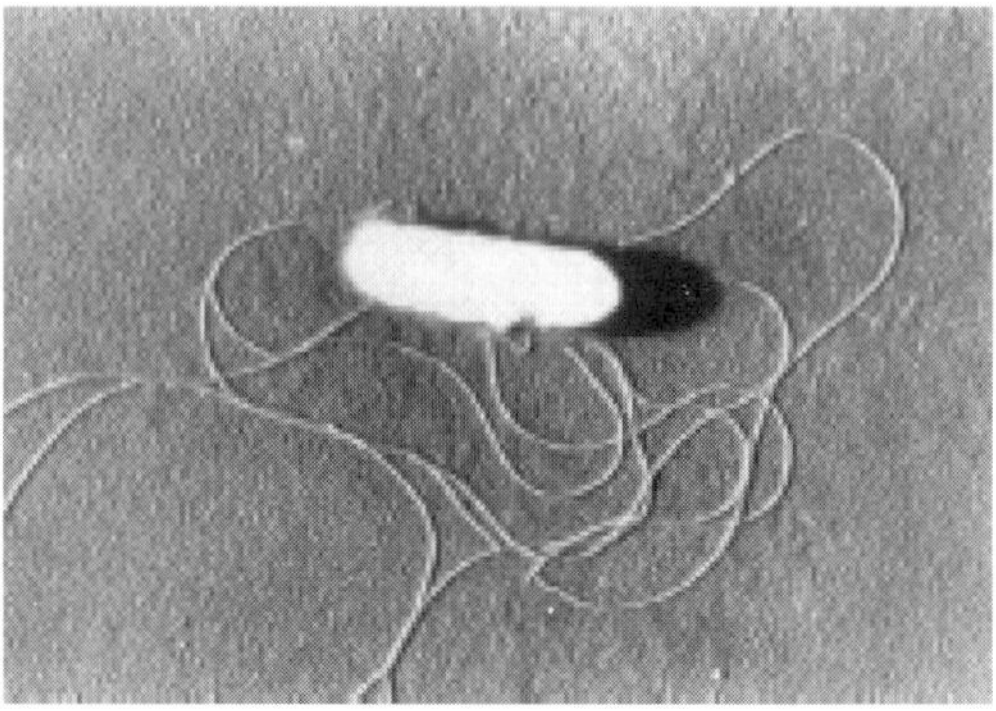

図8-1　リステリア菌（東京都衛生研究所；現東京都健康安全研究センター）

この事件が、わが国で報告された最初のリステリア菌による集団食中毒になります。幸い、事件を起こしたリステリア菌は毒力の弱い菌型だったため、症状は軽いものでした。しかしこの事例とは別に、毎年おそらく八十人ほどがリステリア菌に感染しているのではないかということを、国立医薬品食品衛生研究所の奥谷晶子さん、五十君(いぎみ)静信さんたちは推定しています。

## リステリア菌とその感染症

リステリア属には、現在六つの菌種が知られていますが、その中でリステリア・モノサイトジェネスだけが人に対する病原菌をもっています。多くは動物の病原菌として古くから知られているものですが、

リステリア菌による食中毒の特徴は、潜伏期が非常に長いことで（一～六週間）、そのため原因の追求が難しくなり、表8-1にも示したように、原因がわかるまでに数カ月あるいはそ

れ以上にわたって、患者の発生が続きます。おとといの夕食メニューを思い出せないのはボケの始まりだといいますが、食べたものを一週間前からリストアップしろと言われてもできない人が大部分でしょう。まして一カ月前のこととともなれば、結婚式や葬式でもなければ思い出せませんね。

このように、潜伏期の長いことがリステリア菌食中毒の発見を遅らせる大きな原因です。もう一つの原因として、健康な人は感染しても発症しませんが、免疫力の衰えた人や妊婦は特異的に発病することがあります。

原因になる食品を食べた後、筋肉痛や発熱など、風邪のような症状が出るのがリステリア菌感染症の前兆だといわれます。ときには腹痛・下痢などの食中毒症状が出ることもありますが、比較的軽くすみます。この菌が怖いのは、軽い前兆の後に菌が腸壁を通って体内に入り、増殖を始めることで、最終的には敗血症、脳膜炎、脳脊髄膜炎などに至ります。妊婦の場合、本人が快復しても胎児への感染による死産や、また、脳脊髄膜炎による新生児の死亡が高率にみられますので、注意が必要です。

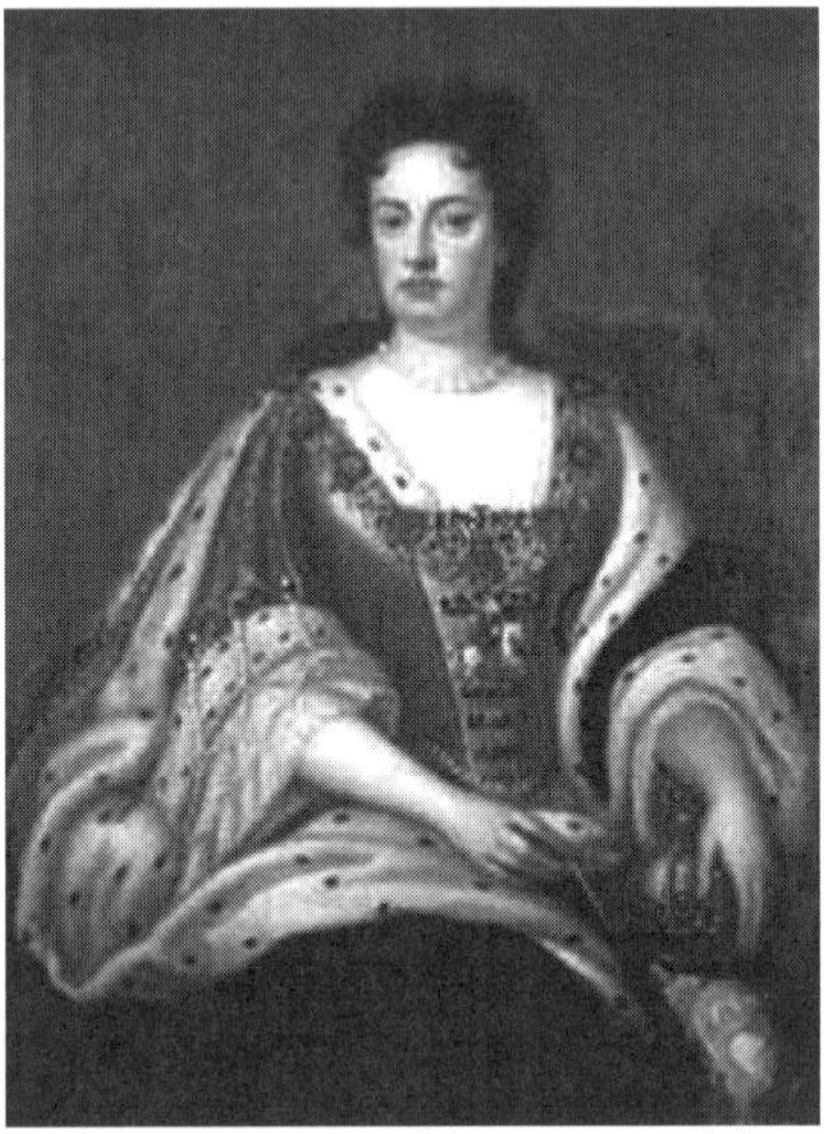

図8-2　アン女王

## アン女王の悲運

十八世紀の初めに王位にあったイギリスのアン女王（図8-2）は十九人の子どもを身ごもったにもかかわらず、十四人は流産、残りの五人も生後間もなく、あるいは十歳になるまでに死んでしまいました。そのためスチュワート朝は絶え、英国内には正統な後継者がいなくなり、ドイツに在住していたジョージ一世が即位し、ハノーバー朝を開きました。ところがジョージ一世は英語ができず、ドイツのハノーバーに住んだままで、国政を大臣たちに任せていたため、イギリス王朝はこれを機に衰え、代わって議会の勢力が強くなったといわれています。

アン女王が健康な子どもを産めなかった原因は、かの女がリステリア菌保菌者だったからではないかという推測をしている人がいます。狩猟好きの夫、プリンス・ジョージから、馬を介して彼女にリステリア菌が移され、慢性的な保菌者になっていたのではないかというのです。

英国の議会制民主主義の確立にリステリア菌が一役買ったという話になりますが、もちろん、歴史の流れの中で働いた多くの偶然の一つにすぎないでしょう。アン女王が本当にリステリア菌の保菌者であったかどうかはもちろんわかりません。また、リステリアの保菌者は健康人の一～五％と言われていますが、長期にわたって一人の人が菌を持ち続けるかどうかは、調べられていないようです。しかし、流産した女性から、リステリア菌が見つかることがありますので、人の流産の原因の一つに、リステリア菌が関与していることは間違いなさそうです。

## リステリア菌の分布

リステリア菌は細胞壁の硬いグラム陽性細菌で、比較的乾燥に強く、また〇℃の低温でも生育します。この菌がもともとどこにいるのかはまだ突き止められていませんが、このような性質から、中緯度・低緯度地域の土の表面や草の根元などがかれらの本来のすみかであると推測できます。しかし、この菌の広がりは、土や農作物だけでなく、畜肉、魚介類、乳、乳製品などにも及び、それぞれについてかなりの高率で見られます。多くの動物もリステリア・モノサイトジェネスを腸内にもっており、先のように、人でもこの菌が腸内に見られるということで

### 表8-2　食品中のリステリア菌の検出

| 食品の種類 | 検出率(%) | 食品の種類 | 検出率(%) |
|---|---|---|---|
| 畜肉 | | 加熱せずに食べる食品 | |
| 牛肉-ブロック | 5 | ハムサラダ | 13 |
| 牛肉-スライス | 27 | ハム | 0 |
| 牛ひき肉 | 22 | 生ハム | 0 |
| 牛レバー | 15 | 食肉製品 | 7 |
| 豚肉-ブロック | 8 | 乳・乳製品 | 0 |
| 豚肉-スライス | 32 | ケーキ | 0-1.3 |
| ブタひき肉 | 19 | 日常食品 | 1 |
| 鶏肉-全体 | 15 | 豆腐 | 0 |
| 鶏肉-スライス | 42 | 弁当 | 0.7 |
| 魚　介 | | そば | 0 |
| 鮮魚 | 1.5 | オムレツ | 0 |
| 魚介加工品 | 4 | 野菜加工品 | 0.3 |

す。わが国でもリステリア菌の分布は多くの研究者によって調べられており、それらの調査結果が先に挙げた奥谷さんたち（二〇〇四）によってまとめられています。その膨大な調査の結果を、さらにまとめたものが表8-2です。これによっても広範な食品がリステリア菌の汚染を受けていることがわかります。

## 規制と回収

リステリア菌が、ときに重い病気を引き起こす危険な病原菌である一方、自然界や食品にこの菌が広く分布していることが、この菌に対する各国での規制を難しい問題にしています。

アメリカでは、加熱せずに食べる食品にリステリア菌が検出されると、製造業者がその製品を〝自主的に〟回収することが義務づけられています。アメリカでの食品回収（リコール）の年々の記録を見ると、原因細菌がリステリア菌であるという事例は非常に多く、年によっては三十件以上に達しています。

食品の回収は当然のことながら企業に対して大きな損害をもたらします。一九九九年にはソーン・アップル・ヴァレイという大きな畜産会社が、製品にリステリア菌が検出されたために一万三千トン余りのソーセージ製品を回収することになりました。これがきっかけとなって同社は倒産し、後に同業者に買収されることになりました。二〇〇二年にはピルグリムズ・プライドという、アメリカで二番目に大きな鳥肉企業の製品がリステリア菌に汚染されるという事件があり、この企業は約一万二千トンの製品（鶏および七面鳥）を自主回収しました。この事件によって同社は大きな打撃を受け、社長が辞任しています。

これら二つの回収劇ではどちらの企業の製品についても、実際にリステリア菌感染症の患者を出したという報告はありません。リステリア菌は自然環境にも、またさまざまな食品にも広く分布しているので、この菌が検出されただけで即回収という規制は厳しすぎるのではないかという意見が多いのも当然でしょう。

グルメの国フランスでは、かつて、タンのゼリー寄せやナチュラルチーズ、リエット（肉のペースト）のような、加熱せずに食べる冷蔵食品によるリステリア菌感染症が多発していました。以来厳しい規制が敷かれることになり、乳製品に対しては当初「リステリア菌ゼロ」という基準が設けられていました。しかしその後、ゼロというのは非現実的であるという異論も多く、食品流通の過程を通して一g中一〇〇以下に抑えるという考え方に変わってきています。これは、これまでの感染症事例の調査から、この程度の菌数ならばその食品を食べてもリステリア菌感染症になるリスクはきわめて低いという考え方に基づいています。ヨーロッパ連合（EU）でも、加熱せずに食べる動物由来食品については、同じような数値の規制が敷かれています。

わが国ではリステリア菌に対する法的な規制はまだ作られていませんが、輸入されたチーズや食肉製品などにリステリア菌が検出された場合は、アメリカにならって自主回収を求めるという措置をとっています。いずれは、EUなみの規制になるのではないでしょうか。

## リステリア菌による食中毒の防止

リステリア菌は〇℃の低温でも、また、一〇%以上の食塩濃度（水分活性として〇・九二まで）でも、また、pH四・四のような酸性の環境でも増殖します。水分活性〇・九二というと、塩タラコと同じ程度なので、かなり塩辛いものになります。ちなみに水分活性とは食品の吸湿性を表す指標で、食品を乾燥したり、食塩・砂糖などを加えると水分活性は低くなります。この値が低いほど、食品は水を強く吸着し、食品中の微生物にとっては水を取り込みにくくなり、その結果、増殖が妨げられるようになります。増殖が妨げられる水分活性は、菌の種類によって異なります。

低温でも高塩分でも増殖することから、いったんリステリア菌に汚染された食べものは、たとえ低温でも長期間保存することは危険だという結論になります。ただ、リステリア菌は熱には弱いので、七〇℃程度の加熱で殺すことができます。

健康な人には感染しないとはいっても、リステリア菌は、免疫機能の衰えている老人・妊婦・乳児・病人にとっては危険です。生で長期間保存され、そのまま食べるような食品（ナチュラルチーズ、ハム・ソーセージ、スモークサーモンなど）を食べることは、このような人たちにとっては注意が必要です。「めったにあることではないにしても、用心のために、妊娠している期間は火を通さないものは食べないように」と、女性の多い職場で講演するときには注意を呼びかけています。

# 9. 海からの病原菌
## ——腸炎ビブリオ、その他

### 腸炎ビブリオの発見

「海水はきれいなものだ、病原菌などいない」というのがわたしの一時代前の水産研究者が教えられていたことでした。海水には殺菌力があって病原菌は死んでしまうというのです。幼い頃、一年を過ごした愛媛県最南端の漁村でも、「擦り傷くらいは海で泳いでいれば治る」と住民たちは信じていました。

海水に殺菌作用があるのは事実で、その理由は未だに明らかではありませんが、大腸菌を、海から汲み上げた清浄な海水に入れると、早ければ数時間で死滅します。他の病原菌も同じで、日本の食品衛生学の草分けである遠山祐三さんは一九二〇年代の研究の中で、東シナ海周辺、黄海から集めた海水に入れたコレラ菌が、四～七日の間に死滅したと報告しています。

横浜市立病院の滝川巌さんと神奈川県衛生研究所の研究者たちが「海に由来する食中毒菌が

ある」と一九五六年頃から主張しはじめたときには、従って、権威を重んずる医学界からの反発があったばかりでなく、「海水は清浄」という常識にとらわれていた水産学界でも容易に受け入れる空気はありませんでした。

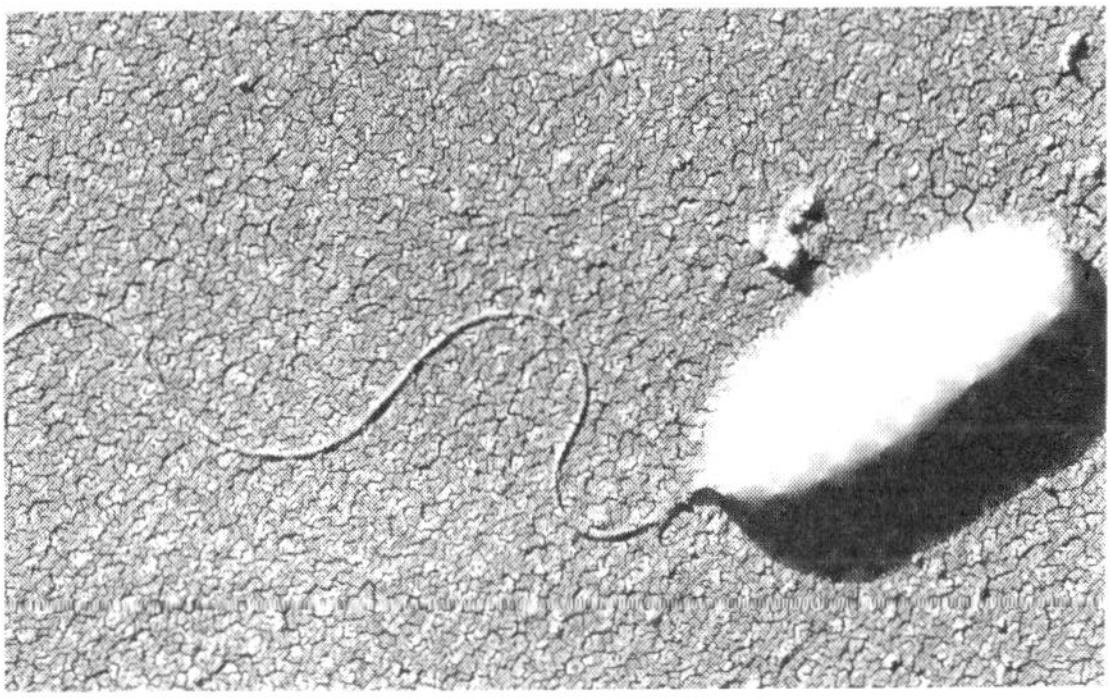

図9-1　腸炎ビブリオ

「二十世紀の半ばにもなって、海から病原菌が出てくるかねえ？」そう言いながら千葉大学腐敗研究所の相磯和嘉所長は、とりあえず追試をしてみようと決断されました。腐敗研究所に就職したばかりのわたしも加わり、館山・白浜・安房鴨川・千倉・小湊など房総半島沿岸地域での現場調査が始まりました。各地の病院と提携して、下痢患者の糞便を試験管に保存してもらい、毎朝病院を回ってそれを回収し、保健所の施設を借りて菌の分離を試みる、というのが仕事でした。

結果は驚くべきものでした。疑わしいとされていた腸炎ビブリオ（当時は病原性好塩菌とよばれていました）が、ほとんどの患者の糞便から、しかもしばしば純培養に近い優勢種として増殖してきたのです。その後の各地での調査もこれを裏付けるもので、その当時、夏季を中心とする日本の食中毒の半ば以上が腸炎ビブリオによるものということがわかってきました。

この腸炎ビブリオは、実は一九五〇年に大阪で起きたシラス干しによる大規模な食中毒事件の折に、大阪大学の藤野恒三郎さんによって、すでに発見されていました。しかし、この時はそれが海からの菌であることも気づかれず、菌の分類についても間違いがありました。この菌が海洋細菌であり、日本での主要な食中毒細菌であることは滝川巌さんの再発見をきっかけとする多くの研究によってわかってきたことです。

このようにして日本で発見され、認知されるようになった腸炎ビブリオによる食中毒ですが、その後、日本ばかりでなく、東南アジアやヨーロッパでも報告されるようになり、熱帯から温帯にかけて海の沿岸域で、魚を食べることによって起こる、共通の食中毒菌であることが明らかになりました。

一九六〇年代半ばまではわが国の食中毒の過半数を占めていた腸炎ビブリオですが、その後、菌に対する知識が普及し、海産物の衛生的な取り扱いが進むにつれて、少しずつ減ってきました。それでも、一九八〇年代の中頃までは、まだ件数、患者数ともわが国の食中毒の第一位は腸炎ビブリオによるものでした。

## 腸炎ビブリオのすみか

海からの菌といっても、腸炎ビブリオがもともと海のどこに潜んでいるのか、どのような経路で魚に付着するのかは、まだわかっていません。

多くの動物プランクトン、とくに海に多いコペポーダ（橈脚類（かいあし））の仲間はキチン質の硬い表皮をもっています。キチンは丈夫な物質で、これを分解するバクテリアは海の中にもわずかの種類しかいません。ところがビブリオ科の細菌は、腸炎ビブリオを含め、大部分がキチンを分解する能力をもっています。「ビブリオのすみかはどうやらプランクトンと関係がありそうだ」――三十年以上前のことですが、そう思って、わたしたちは動物・植物プランクトンにどのようなバクテリアが付いているかを調べてみました。その結果、動物プランクトンに付着している菌の大部分はビブリオ科細菌でした。その後、メリーランド大学のコルウェル門下の金子竜男さんたちも、腸炎ビブリオが動物プランクトン、コペポーダやキチン粒子に付着する性質をもっていることを報告しています。このことは動物プランクトンがビブリオのすみかであることを裏付けているようです。

一方、魚の腸内細菌もほとんどがビブリオ科細菌で占められています。このこともわたしたちが初めて見つけて報告した事実です。魚が食べる餌にはビブリオ以外の細菌もたくさん付いていますが、ビブリオは酸素の乏しい腸内でも増殖できるので、ほかの菌を押しのけてすぐに優位に立つのです。

プランクトンから魚へという経路のほかに、さらに魚からイルカなど海の哺乳動物の腸内に腸炎ビブリオが移る道筋も考えられます。腸炎ビブリオにとっての最適な増殖温度は三六℃前後で、熱帯の海洋表面でも海水の温度は三〇℃にはなりませんから、哺乳動物の腸内はすみよい場所なのでしょう。ビブリオ科細菌は、さまざまな糖を発酵する、酸素がなくても増殖できる、増殖温度が比較的高い、など、大腸菌やサルモネラなどの腸内細菌科の細菌とよく似た性質をもっています。陸上で腸内細菌科の細菌が陸の動物の腸内に寄生し、ときには病原性も発揮する一方、同じように、海ではビブリオ科細菌が海の動物の腸内に寄生していると考えれば、イルカなどの腸内にも腸炎ビブリオが入り込む可能性もあるでしょう。

## 病原性をもつ菌は少ない

不思議なことに、海水やプランクトン、魚からは腸炎ビブリオがごく普通に検出されるのに、そのほとんどは人には病原性をもたないと考えられる型であり、病原性をもつと考えられる型はわずかしか検出されません。人が腸炎ビブリオによる食中毒にかかるためには、一〇万以上の菌をとらねばならないとすると、病気を起こした魚にはかなり多数の病原性菌株が付いていたはずです。

このことは、病原性菌株が好んで増殖している特別な環境、例えば特別な動物プランクトン群集があるのか、あるいは病原性をもたない腸炎ビブリオが何らかの経緯でまとまって有毒株に変わるのか、いずれにせよ理由があると思いますが、まだ明らかになっていません。いまだにもどかしい感じを受けています。

サルモネラの項で、イギリスからサルモネラ・エンテリティディスが世界中に広がったと述べました。これと似たようなことが腸炎ビブリオでも起こっています。一九九五～九六年頃、それまで知られていなかった腸炎ビブリオの菌株（血清型O３：K６の１菌株）が突如インドとインドネシアに発生し、この菌による食中毒が急速に東南アジアから日本に広がりました。患者はアメリカでも発生しました。この菌株がどのような経緯で発生し、広がっていったのか、なぜ他の腸炎ビブリオの菌株を押しのけてこの菌株が優勢になったのか、東南アジアから日本、アメリカにはどのような経路で渡っていったのか?…いずれも興味ある問題ですが、まだ解明されていません。

腸炎ビブリオの病原株の起源、さらにその生態は、興味もあり、また重要でもある研究課題です。しかし、この問題について取り組むには、病原細菌の研究者だけではなく、プランクトンや魚の研究者、海洋や気象の研究者、さらに漁業者をも加えた大きな研究チームが必要になるでしょう。けれども日本では、海洋・気象の研究者にヒトの病気などに興味をもつ人は少ないし、また、横の連携の乏しいわが国ではこのような研究は残念ながら難しそうです。

## 速い増殖速度

腸炎ビブリオの大きな特徴は、その増殖速度が速いことです。これについては腐敗研究所の加藤博さんの行った研究があります。培養基に植えた腸炎ビブリオをさまざまな温度で培養し、増えていく菌の数を五〜三十分おきに、最長十時間まで追跡するという大変な実験です。その結果、腸炎ビブリオは三七℃では十一分に一回の割で分裂を繰り返すことがわかりました。単純に計算すると、二時間で二千倍ほどに増えることになります。もちろん食品の中ではこのように速くは増えませんが、しかし、腸炎ビブリオは他の菌に比べて増殖速度が速いため、食品中でも他の菌を押しのけて増殖し、そのため食品の腐敗が明らかになる前に腸炎ビブリオが中毒を起こすレベルに達してしまいます。

「新しい魚をたべたのに食中毒にかかった…」。現地調査を行っていた当時、しばしば患者さんから言われたものですが、それはこのことが理由でした。

加藤さんの研究は、残念ながら日本語で書かれていたために、諸外国の研究者には知られていません。もし、英語で発表していれば大きな反響があったことでしょう。

## バルニフィカス菌（ビブリオ・バルニフィカス）

海の細菌で最も恐ろしいのはバルニフィカス菌（ビブリオ・バルニフィカス）と言えるでしょう。それぞれが起こす病気の様相はまったく違いますが、バルニフィカス菌もコレラ菌や腸炎ビブリオと同じビブリオ科の一種です。アメリカではカキを食べることによるこの菌による感染症が多くみられます。症状は七時間から数日の潜伏期の後に現れ、発熱・悪寒・吐き気・血圧降下などの症状に次いで、菌が血流に入って増殖すると、四肢の壊死が起こり、しばしば緊急の四肢切断手術が必要になることがあります。発症から死までは三〜五日、死亡率は二〇〜六〇％にも達します。米国では海産魚介類による食中毒死者の九五％までがバルニフィカス菌によるものだということです。

バルニフィカス菌による食中毒の大部分は、カキその他の食べものを通して起こりますが、海水浴中、あるいはカキ採集業者の作業中に傷口から侵入した菌によって発症している例もあります。

二〇〇五年九月に、大型ハリケーン「カトリーナ」が米国東南部を襲った際には、ミシシッピー、ルイジアナなど被害の大きかった州で、海水中のビブリオが傷口から入ったために二十四人が重い疾病にかかり、うち六人が死亡しています。大部分はバルニフィカス菌が原因でしたが、一部の患者では腸炎ビブリオが血液中から検出され、疾病の原因に特定されました。ハリケーンによって運ばれた海水が陸上でさらに暖められ、増殖したビブリオが傷口から侵入したものと推定されます。

この菌は、まれに出会うというようなものでなく、海水中にも海産貝類中にも普通に見られ、東京湾のカキでも夏にはバルニフィカス菌がカキ一〇〇g当たり一万〜一〇万に達することもあります。ただ、季節性があって、海水温の低い冬にはほとんど姿を消します（図9-2）。

バルニフィカス菌は、マスメディアでは「人食い菌」などと大げさに呼ばれたこともあり、たしかに恐ろしい病原菌ではありますが、幸いなことに健康な人には感染しません。感染し、発症するのはさまざまな慢性疾患、とくに肝臓疾患を患って免疫機能の落ちている人たちです。中でもアルコール依存症の人に多く、そのためか感染患者の四分の三は男性です。

わが国ではこの菌による感染者数は今のところそれほど多くはありません。成人の三分の二が肥満、二千万人が糖尿病、アルコール依存症が八百万人というアメリカに比べれば、日本は

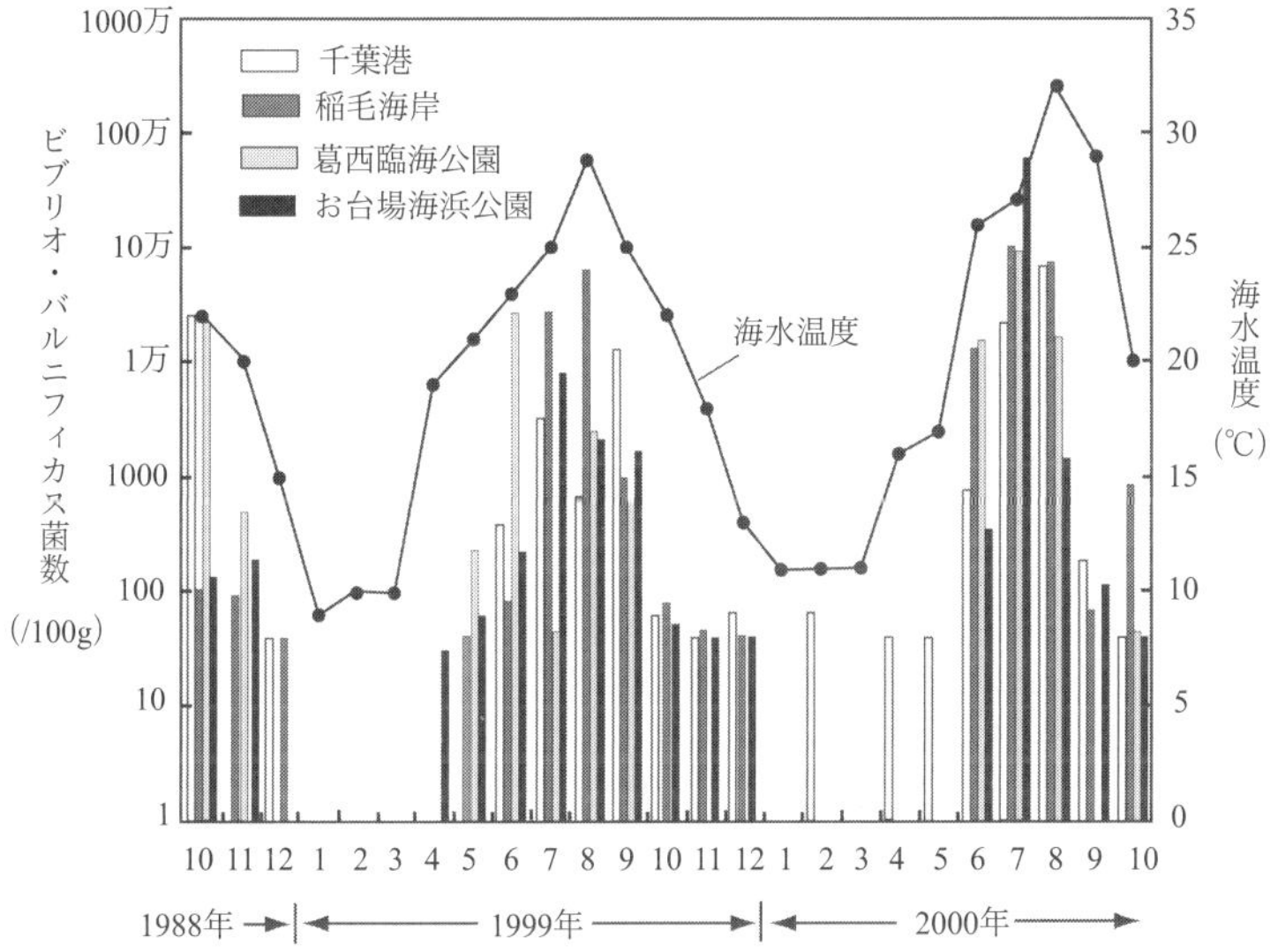


図9-2　東京湾のバルニフィカス菌の季節変動

健康な国であると言えるし、また、生ガキを食べる習慣もアメリカに比べれば少ないためでしょう。しかし、今後は人口の高齢化にともなって免疫力の弱いお年寄りが増えてくるので、この菌による感染症も増えてくる可能性があります。暖かい季節の生ガキなど、くれぐれもご注意を！

## コレラ菌も腸炎ビブリオの仲間

コレラ菌もビブリオ科の細菌なので、「海からの病原菌」として考えてもよいでしょう。ただ、ほかのビブリオが二、三%の塩分を好むのに対して、コレラ菌はずっと薄い塩分を好み、ほとんど塩分のない環境でも増殖できるという特徴があります。もともと海にいたコレラ菌の祖先が、沿岸から汽水域まですみかを広げてくるにつれて、甘い水に適応してきたのでしょう。コレラ菌については、次の章であらためて取り上げます。

# 10. コレラと地球環境
## ――地球温暖化が招くもの

### コレラ菌

二十世紀初めまでは患者の五〇～七〇％が死亡していたコレラも、水と塩分を補う治療法によって致死率は大幅に下がり、適切な治療が受けられさえすれば、多くは快復する病気になりました。

コレラ菌は、腸炎ビブリオやビブリオ・バルニフィカスなどと同じビブリオ科の細菌です。他の多くのビブリオ科細菌が海に適応しているのに対して、コレラ菌だけは陸に近い汽水域を本来のすみかとしていると考えられます。

## コレラの世界流行

近世になってから、コレラ流行の波が七度、地球の陸地を洗っています。近年の世界流行（パンデミック）は一九六〇年に始まり、一九八四年にほぼ終息しました。それまでインドネシア、ボルネオ島の東に浮かぶスラウェシ（セレベス）島に土着・定住していたエルトール型コレラ菌が、突如島から周辺に広がり、ジンギスカンのモンゴル勢さながらの大遠征を開始したのです。六十年代にコレラは東南アジア全域に広がり、次いでアラビア半島を経由してアフリカに侵入し、一九七〇年代には、七十万人以上といわれる患者を出しました。死者は、その四～一三％に達したと推定されています。

コレラはその後しばらくなりを潜めていたかに見えましたが、一九九一年、太平洋を越えた南米のペルーに上陸し、周辺の国々からさらに中米に広がり、一九九五年までにペルーを中心とした二十一カ国に一〇八万人の患者と、約一万人（各国の政府発表。実際は十万人以上とも推定されている）の死者を出しました。

コレラは現在中南米の国々では終息しており、アジアでも年間数千人の患者にとどまっています。例外はアフリカで、現在でも年間ほぼ十万人以上の患者が出ています。

日本では、一九九五年にバリ島ツアーの旅行者に二九六人の患者を出したという以外は大きなコレラ事件は発生していません。年間のコレラ患者数もその後は五〇～一〇〇人で推移しています。ただし、これは統計に表れた数字で、熱帯域への旅行先でコレラに感染し、治った後帰国した人たちもいると思いますので、実際の数はこれよりもかなり多いでしょう。

## ペルーのコレラとエルニーニョ

ペルー沿岸都市にはじまった一九九一年のコレラ広域流行のきっかけが何であったかはわかりません。一説では、ペルーの港に入った中国貨物船の排水がコレラで汚染されていたのが原因だとされています。百年余りコレラとはほとんど無縁だったこの地域でなぜ突然に？　という疑問に対しては有力な説明だと思いますが、いまだに確証はありません。

一方、このペルーのコレラ大流行の真犯人はエルニーニョであるという大胆な仮説を、メリーランド大学のリタ・コルウェル教授（図10-1）が発表し、微生物関係者だけでなく、地球環境に関連する多くの分野の人々を驚かせました。エルニーニョによって海水温度が上昇し、海に〝生きているが培養できない状態で〟「眠っていた」コレラ菌が目を覚まし、増殖をはじめ、プランクトンを介して魚介を汚染したというのです。

ペルーにコレラが発生した年、隣国のエクアドルでは沿岸の養殖エビがコレラ菌に汚染されていることがわかり、養殖業は壊滅的な損失を蒙(こうむ)りました。要請を受けて調査チームとともに現地に出かけたコルウェルは、コレラの発生は海水温の上昇がきっかけになっていると考え、そこから、エルニーニョ↓水温上昇↓コレラという発想が浮かびあがったようです。

エルニーニョは、南米ペルー沖から赤道に沿って、海水温が周期的に高くなる現象です（図10-2）。一九七〇年代の終わり頃から、中南米沖合では海水温度が高くなる傾向が見られましたが、九〇年代に入ると毎年のように長いエルニーニョが続きます。沿岸海水ばかりでなく陸地の温度も高くなり、そのため、陸の生態系にも異変が起きています。

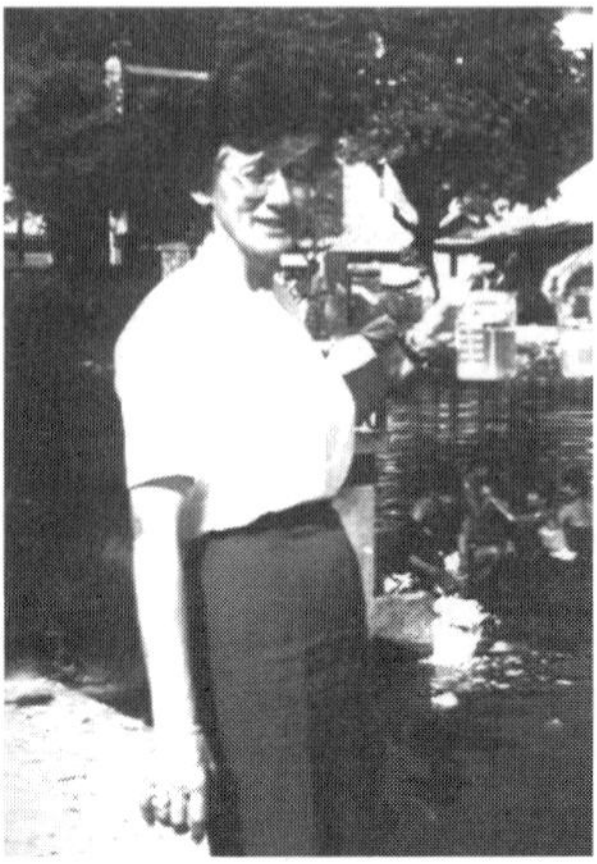

**図10–1　リタ・コルウェル**
（バングラデシュで）

## バングラデシュのコレラ

リタ・コルウェルがエルニーニョ＝コレラの考えにたどり着いた背景には、南米から遠く離れたバングラデシュでの長年のコレラ研究がありました。

コレラは、ガンジス川のデルタ地帯に古くから風土病として定着し、毎年春と秋、二回の発生ピークがあります。コルウェルさんたちのチームは、コレラのピーク直前に海水中のプランクトンの増殖が最大に達するという事実を研究を通してつかんでいました。プランクトンにはコレラ菌が付着しています。水温が上がり、さらに降雨によって陸地からの栄養素が海に流れ込むことによってプランクトンが増えれば、それに寄生するコレラ菌も増えるだろう。そして、雨期に川の水位が上がるとともに、プランクトンとそれに付着したコレラ菌が内陸の奥深くまで上ってくるのではないか、とかの女たちは考えました。

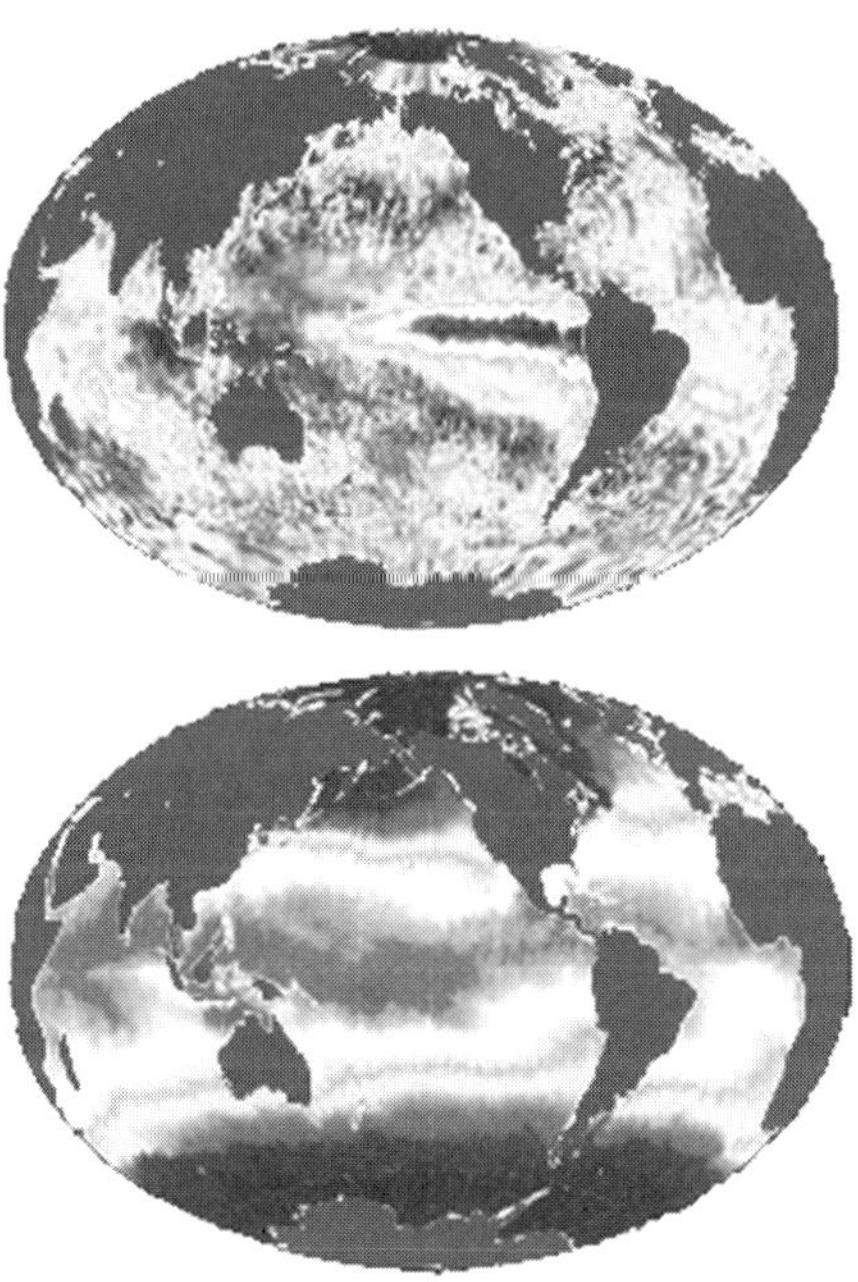

**図10-2　エルニーニョ現象**

上は海面温度、下は海面の温度異常。熱帯域近くでは温度の高いところの色が濃く、極域では逆。

ペルー沿岸での《海水温の上昇↓プランクトンの増殖↓コレラ菌の増殖》というスキームの引き金をエルニーニョが引いているとすれば、ガンジス川流域でのコレラ流行にも同じ関係があるのではないか…、という考えが湧いてくるのは当然です。

エルニーニョの影響は南米の沿岸だけではなく、太平洋沿岸の多くの国々から、インド、アフリカにまで広がり、それぞれの地域に低温・高温、また多雨や小雨などの異常気象をもたらすことが知られています。たんに南米沖での現象にとどまらず、地球的な規模での気候の周期変動に結びつくという意味で、現在ではエルニーニョを《エルニーニョ現象》といったり、あるいは《エルニーニョ・南方振動》などと難しい専門用語で呼んでいます。

この現象とコレラとの相関を見るためには、コレラが土着しており、周期的に患者数の増減を繰り返しているバングラデシュは格好のフィールドでしょう。

しかし、エルニーニョ現象にともなう大気・海洋の変動にしろ、コレラ患者の増減にしろ、実際にはさまざまな要因が混在しています。これらすべてを正しく解析するためには、微生物学・医学だけでなく、気象学・海洋学や数学の専門家の援助も必要です。こうして各国の専門家を集めたチームによる、スケールの大きい共同研究が始まりました。材料は一九八〇年から一九九八年にかけての、バングラデシュの病院に集められていたコレラ患者数のデータと、その間の、エルニーニョ現象にともなう海洋、気象のさまざまな変動データです。

解析の結果、コレラ患者数がモンスーンの時期に増え、乾期に減るという変動を繰り返すなかで、患者数のピークが三・七年の周期を描くことが明瞭に浮かび上がりました。しかも、この三・七年という周期が、この時期のエルニーニョ現象の周期とぴったり一致しました。コレラ発生のピークは、太平洋でエルニーニョ現象が始まってから十一カ月遅れてバングラデシュに現れるということもわかりました。

ペルー沖でエルニーニョが始まると、数カ月遅れてバングラデシュ周辺にその影響が及び、海水温の上昇、降水量の増加という、コレラ菌とプランクトンの発生を促す変化が起こります。エルニーニョ現象の影響はヒマラヤ山脈にまで波及し、その雪解けさえも、降水量の増加を通じてコレラのピークに寄与しているのではないかと、コルウェルさんたちのチームは推測しています。

## 水環境とコレラ

流行病の原因を探り、病気の蔓延(まんえん)を防ぐ学問は疫学と呼ばれています。十九世紀ロンドンでのコレラ流行の折に行われたジョン・スノウの有名な研究が、この疫学の発祥とされます。イギリスは一八三一〜一八六六年にかけて四度コレラの流行に襲われ、約十四万人の死者を出しています。当時まだコレラ菌は発見されておらず、コレラの原因は汚れた空気だという考えが一般的でした。これに対し、著名な麻酔医であったスノウは、「コレラの原因は微生物であり、汚れた水を飲むことによって流行する」と主張しました。

一八五三～五四年のコレラ流行のときに、かれはテムズ川から水を引き入れる水道に注目し、水とコレラとの関係を確かめる調査を行いました。ロンドン市民に水を供給していた二つの水道会社のうち、一つの会社はコレラ流行の前年に取水口を変え、街の下水が入り込まないように改修しました。その影響がコレラ死者数に反映されるのかどうか。スノウは数十万世帯に対する綿密な調査を行い、その結果、依然として下水が流入している水を供給されていた地域の世帯では、改修した水道を利用していた地域の九倍近いコレラの死者が出たことを突き止めました。以前のコレラ流行の際には、どちらも同じような数の死者が出ていた地域です。

スノウはさらに一八五四年にはロンドンのソーホーで、歴史上有名な調査を行っています。その地域のブロード・ストリート付近の一角で、十日間に五百人以上のコレラによる死者が出ました。スノウは一軒一軒の丹念な聞き取り調査で、通りの中心にある井戸を利用している家々に患者が集中して発生していることを突き止めました。同じ地域でも、自分の家の井戸を使っている家、また、地域のビール会社に働いていて水代わりにビールを飲んでいた労働者たちには患者はほとんど出ていませんでした。

スノウの提言によって、問題の井戸は閉鎖されました。その時期にはコレラはすでにピークを越えていたので、コレラがその後終焉（しゅうえん）に向かったのは、井戸の閉鎖だけが理由とは思えません。しかし、スノウのこの研究は、水がコレラの伝搬の原因であることを広く印象づけました。

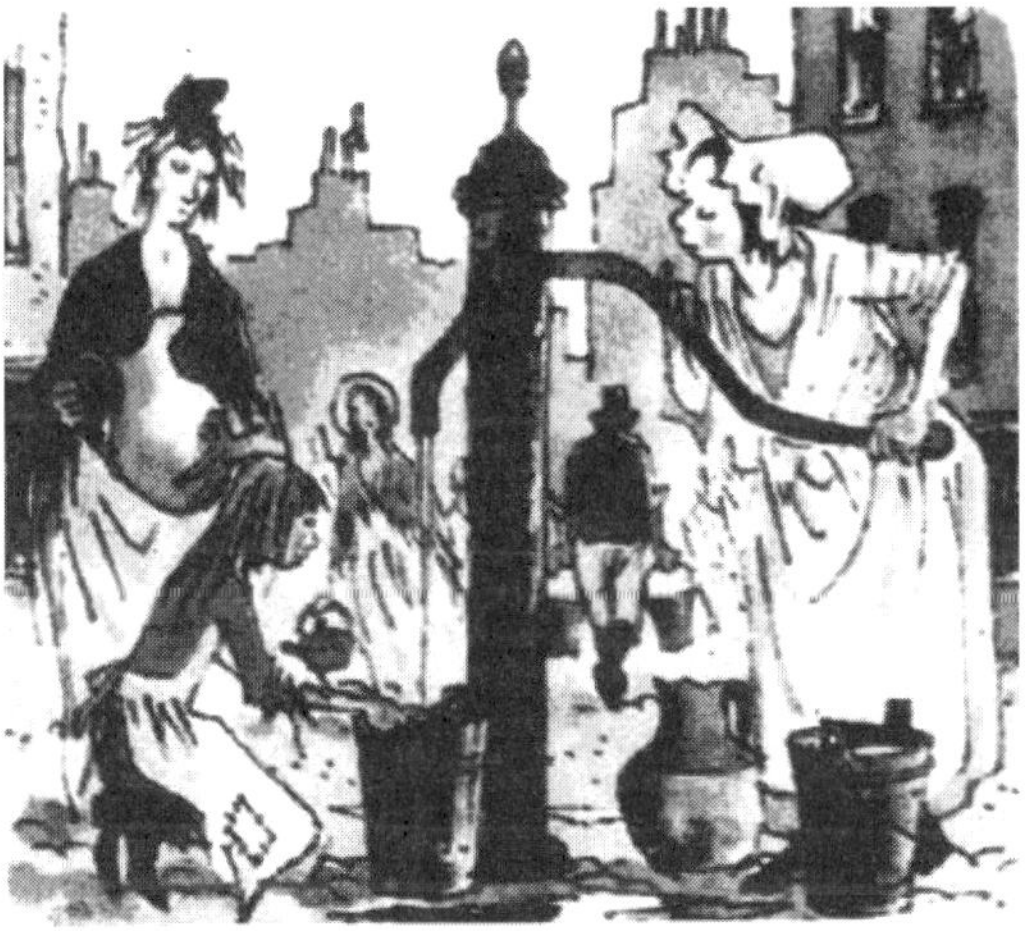

図10–3　ブロード・ストリートの井戸

## 簡単な水の浄化

バングラデシュのコレラ流行の背景にも、汚れた水を飲料水として使う習慣があります。以前は日常使っていた井戸水が、調査の結果ヒ素に汚染されていたことがわかり、住民は川や池の水を使うようになっていました。しかし、その水には海水が混じり、海水中のプランクトン、そしてプランクトンに付着したコレラ菌で汚染されていました。

水中のコレラ菌を取り除くには高性能の濾過装置と塩素殺菌が必要ですが、バングラデシュの置かれている環境では望むべくもありません。しかし、「コレラ菌の大部分が水中の動物プランクトンに付いているのであれば、簡単な濾過で除くことができるのではないか…」。コルウェルさんたちは、バングラデシュの人たちが身にまとっているサリーに目をつけます。サリーの布は安価で、しかも濾過のためには使い古しのサリーでよい。室内の予備実験では、川水のコレラ菌の大部分が、四重から八重にたたんだサリーで濾過できることがわかりました。

予備実験の結果を受けて、サリーで飲み水を濾過するという、大規模な野外実験がはじまりました。参加したのは、医学・疫学・微生物の研究者のほかに社会学・生態学・環境学・統計学の研究者、さらにフィールドで働く多数の調査者など、幅広い分野の人々です。統計学的に明確な結果が得られるように、実験は綿密に計画され、バングラデシュの六十五の部落の十三万三千人の住民が実験に協力しました。飲み水を常時サリーの布で濾してから使うという、簡単なようで面倒な日常の作業です。報告によると、ほとんどの住民が誠実に協力してくれたということです。

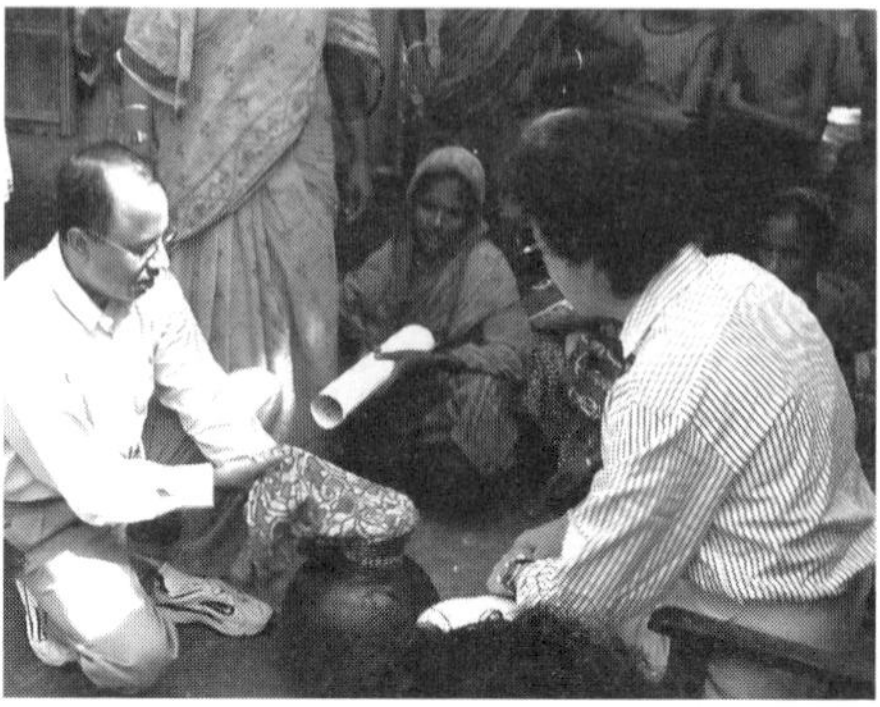

図10-4　サリーによる水の濾過

二年間の実験の結果、サリーで水を濾過して使っていた人たちのコレラ発生率は、そうでない人たちに比べて五二％、つまりほぼ半分に減っていました。コレラにかかり、重い症状になった人も、濾過グループでは少なかったということです。サリーの布で濾過するというだけでも、コレラ菌を除くのに大きな効果があることが、この実験で証明されました。「このような簡単な濾過を行うことよって、水処理・輸送施設の整っていない国々でのコレラを減らすことができるだろう」、とコルウェルたちの報告は結論づけています。

この結果は、ジョン・スノウの時代から現代に至るまで、水環境を整えることがコレラという疫病の防除に必須の条件であることを物語っています。

## 地球環境変動と食中毒

先に述べたように、エルニーニョ現象による環境変動がコレラの発生と関係のあることが示されました。いま進んでいる地球の温暖化がさらに大きな規模で、さまざまな病原菌の活動に影響を与えるだろうということは容易に予想されます。

地球の温暖化によって、マラリアやデング熱のような蚊に媒介される熱帯域の伝染病が中緯度・高緯度の国々に広がることが、すでに懸念されています。また、それだけでなく、水や食物に由来する多くの病気にも、温暖化の影響は出てくるでしょう。夏に多い食中毒、また、多くの病原菌が三七℃というような高温を好むということは、環境の温度が少しでも上がることによって、病原菌の勢力が強くなるだろうということを予想させます。イギリスでの研究では、カンピロバクター食中毒と気温との間に明確な相関関係が立証されています。地球温暖化にともなって起こると予想される生態系の変動のなかで、人と関係のある微生物生態系にも大きな変化が生ずるでしょう。われわれ人間にとって、とくに抵抗力の弱い乳幼児・老人にとっては厳しい時代がやってくるかもしれません。

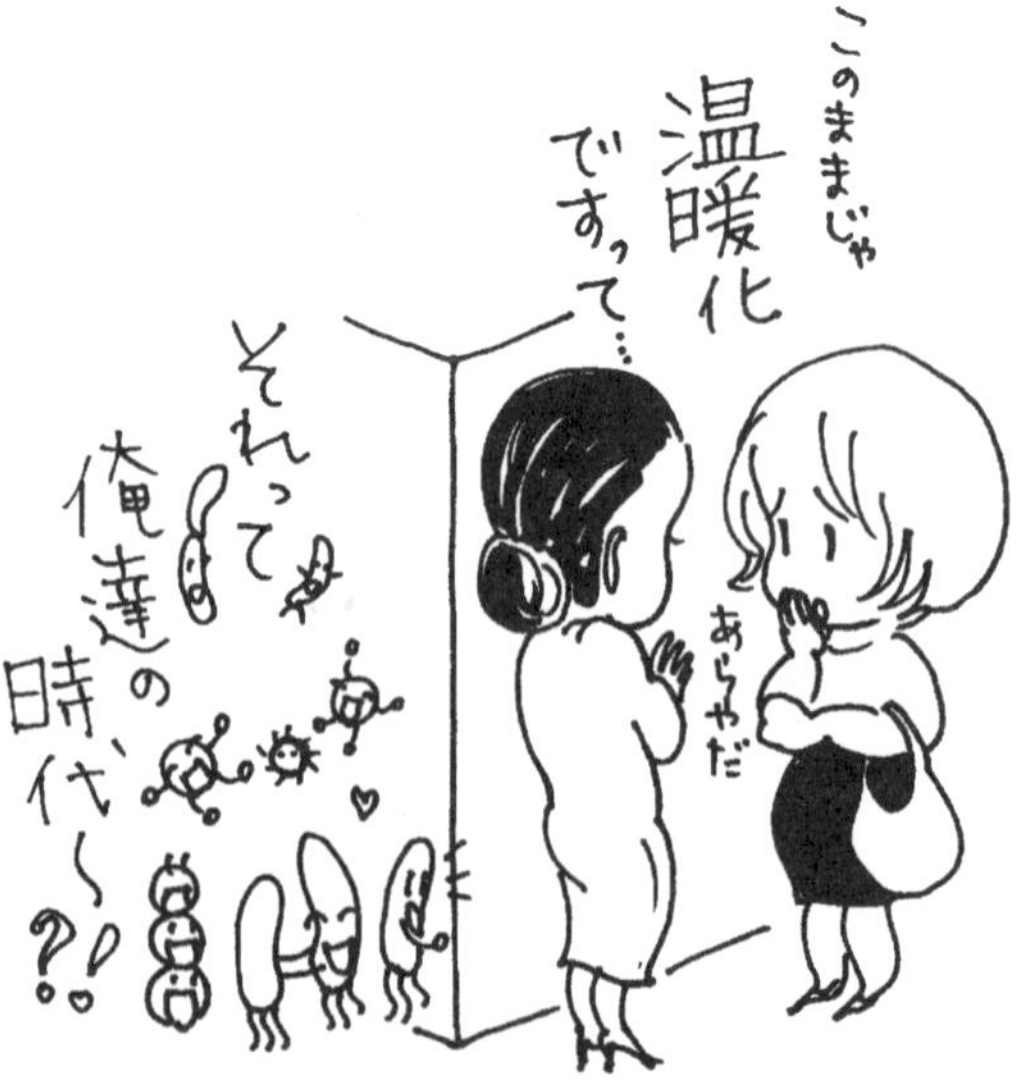

# 11. ボツリヌス菌――最強の毒素

## 生物化学兵器とボツリヌス菌

「カリフォルニアにある牛乳加工工場の原料乳サイロの一つに、テロリストが一〇gのボツリヌス毒素を投入した。それを知らずに製造された牛乳が約五十六万八千人の消費者の口に入る。低温殺菌後にも毒素の約三一・六％が残り、消費者のほとんどが食中毒を起こすことになる。被害者があまりにも多いため適切な処置はとりにくく、結果として二五～八〇％が死亡する。それによって社会が被る直接の費用は数兆円に及ぶだろう」。

このようなシミュレーションをアメリカ・スタンフォード大学のウェインとリューが二〇〇五年に発表しました。そして、このような起こりうる被害を防ぐための費用は、牛乳三$l$当たり一円以下（日本円換算）にしかならないと、かれらは事前の備えの必要性を強調しています。

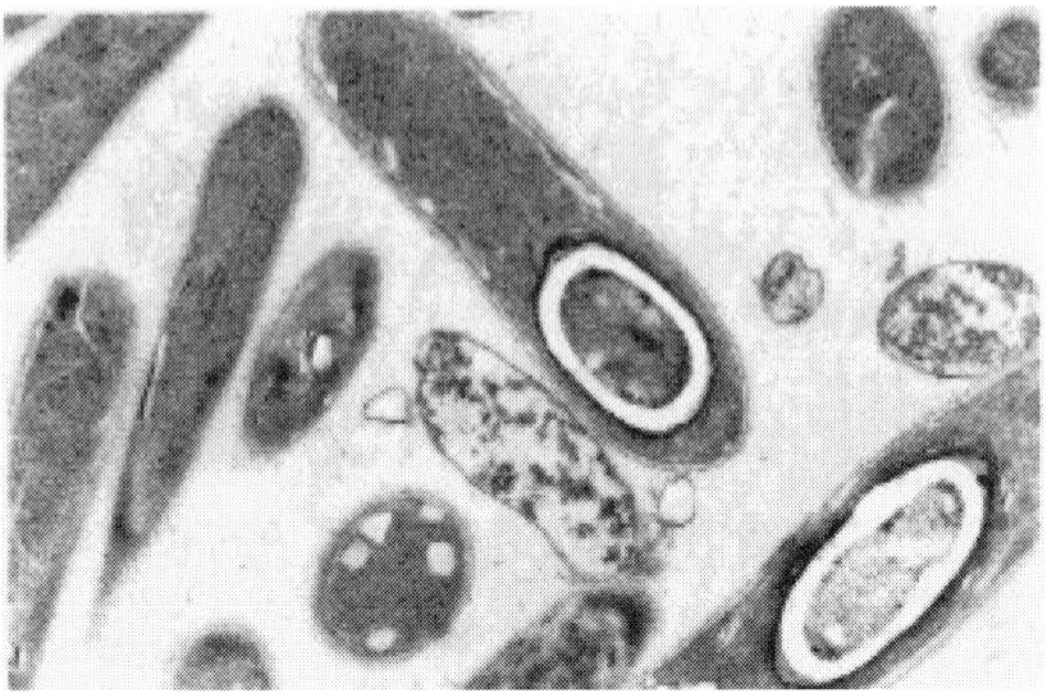

**図11-1　ボツリヌス菌**（北海道立衛生研究所）

ボツリヌス毒素を大量に製造し、精製することは、しかし、簡単ではありません。大規模な設備ばかりでなく、専門的な技術をもつ人員が必要になります。また、ボツリヌス毒素は不安定で、活性を失いやすいので、作られた毒素を安定に保存するのにも高度な設備や技術が必要です。仮にそれらが完備していたとしても、作られた毒素は、やはり不安定で、頻繁に補充しなければなりません。

というわけで、ボツリヌス菌による細菌兵器を作ろうとする国が現在の世界にあるとは思えません。しかし、ボツリヌス菌とその毒素は生物化学兵器の危険性が論じられるときには常に話題に上ります。真偽のほどはわかりませんが、イラク侵攻前のイギリス外務省の報告書によると、国連査察団による調査の結果、イラクは炭疽菌のほかに、ボツリヌス菌入りの液体一万九〇〇〇*l*を製造していたとのことです。さらに、これらの細菌をスラリー状にして、ミサイル弾頭や砲弾に装着していたという報告もあります。ボツリヌス毒素はきわめて不安定なもので、毒素の安定性に気をつかわないこのような方法では、炭疽菌はともかく、ボツリヌス毒素はすぐに失活すると思われ、実際に役に立つとも思われません。しかし、このような細菌兵器を作っていたということは、近隣の国々には大きな脅威となるでしょう（図11-1）。

## ボツリヌス毒素

ボツリヌス毒素は、確かに、われわれの知る毒素の中では最強のものです。マウスに対する半数致死量から計算すると、人の半数致死量は一一六 ng（ナノグラム）で、単純に計算すると一 g のボツリヌス毒素で四三〇万人を殺すことができることになります。完全に精製されたB型毒素だとさらに毒力が強く、その三十倍くらいに高まるといいます。人に対する半数致死量は四 ng 程度になるでしょうか。

二〇〇六年十一月に、ロシア連邦保安庁の元中佐、アレクサンドル・リトビネンコが毒をもられて死亡したという事件がありました。これより前、ロシアで暗殺されたアンナ・ポリトコフスカヤとともに、リトビネンコはプーチン大統領に対する厳しい告発を行っていました。死後、かれの尿から、またかれが立ち寄ったホテルと寿司バーから放射性のポロニウムが検出されたという報道は世界に大きなセンセーションを巻き起こしました。

ポロニウムは放射性元素の中でも最も毒性が高いと報道されましたが、人に対する半数致死量は数十 ng程度とのことです。精製されたボツリヌス毒素はポロニウムよりもさらに毒性が強い！

ボツリヌス毒素の作用は、神経を麻痺させることだというのは古くから知られていました。この麻痺作用にはアセチルコリンという神経伝達物質が関係しています。刺激が神経を通して伝わっていくと、運動神経の末端のシナプスから放出されたアセチルコリンが骨格筋に働いて、筋肉の収縮を起こします。ところが、ボツリヌス毒素はシナプスからのアセチルコリンの放出を妨げ、その結果、神経を通ってきた命令は筋肉に伝わらず、筋肉が収縮できなくなります。

ボツリヌス毒素のこの作用は、近年、治療の面に応用されるようになりました。すなわち、斜視・瞼（まぶた）や顔のけいれん・慢性偏頭痛など、筋の不随意な動きが原因となっているさまざまな病気の治療にボツリヌス毒素が役立つというのです。この頃はさらには「ボトックス治療」と称して、顔の表情を変えるときに出るしわを防いだり、あごの形をスマートに変えたりという美容目的でボツリヌス毒素を注射することが流行ってきました。中毒量の百分の一以下の毒素を注射するので、問題はないということですが、アメリカではときどき事故も起きています。そのような事故は、出回っているボトックス製剤の「にせもの」によるということですが、現在、治療に使われている毒素は完全には精製されていないので、不純物として含まれている異種タンパク質によって副作用が起きる可能性もあるだろうと、岡山大学の小熊恵二さんは指摘しています。

## ボツリヌス菌による食中毒

ボツリヌス菌による食中毒は昔から恐れられていました。「ソーセージ中毒」(ボトゥルス：ラテン語で腸詰めの意)といわれ、この食中毒がとくに騒がれたのは十八世紀頃のヨーロッパで、中でも各種のソーセージが盛んに作られていた中欧の国々でした。原因になるソーセージはレバーソーセージ、ブラッドソーセージ(血液が原料のソーセージ)が多かったようです。血液を材料にしたソーセージはわが国ではほとんど食べられませんが、ヨーロッパではさまざまな種類のものが見られます。栄養に富んだソーセージということで、独特の風味をもっています。

細菌で汚染されないよう血液を取り出すことに昔の人は神経をつかわなかったのでしょう。ボツリヌス菌にとって、肝臓や血液を含むソーセージは栄養も豊富で、また、その成分によって、かれらの嫌う酸素が速やかに消費され、消失する環境でもあります。

十九世紀、二十世紀にはボツリヌス菌による食中毒はソーセージばかりでなく、缶詰・瓶詰などでも起こるようになってきました。アメリカでは家庭で作った野菜、豆類などの瓶詰めでボツリヌス菌による食中毒がしばしば起こっています。商業的に作られる缶詰でもボツリヌス中毒は起こっていて、1章で取り上げたサケ缶詰のボツリヌス食中毒事件はその一例です。

日本では、以前、東北地方の家庭で作られていた「いずし」というなれ鮨でボツリヌス菌による食中毒が目立っていました。例数は少ないのですが、琵琶湖周辺のなれ鮨「はすずし」でもボツリヌス菌による食中毒が起こっています。しかし、このような、なれ鮨による食中毒は最近では見られず、過去のエピソードとして忘れ去られようとしています。

ボツリヌス菌による食中毒の近年の話題としては、一九八四年の「辛子レンコン事件」があります。辛子レンコンとは、ゆでたレンコンの穴に辛子みそを詰めて、ころもを付け、揚げたものです。九州熊本名産とされており、皆さんも一度は食べたことがあるのではないでしょうか。観光客が土産品として買い求めることも多く、日持ちを長くする目的で真空パックにしたり、さらに酸素吸収剤を使ったことがここでは裏目に出ました。真空パックや酸素吸収剤の封入によって、逆に、酸素を嫌うボツリヌス菌の増殖が促進されてしまったのです。辛子レンコンによるこのボツリヌス中毒は東京・千葉をはじめ、十三都府県で三十六名の食中毒患者を出し、そのうち十一名（三一％）が亡くなりました。

## ボツリヌス中毒の症状

ボツリヌス菌による食中毒は、菌が食品の中で増殖し、菌体の中に作られる毒素によって起こります。中毒の潜伏期は、毒素型の食中毒としては長いもので、普通十二～二十四時間、ときには二～三日といわれます。しかし、中には原因食品を食べてから早い人では二時間あるいは逆に遅い人では十四日後に発症したという極端な例もあると言い、同じものを食べて死んだ友人のお葬式に参列し、帰ってきてから本人が発症して友人の後を追ったというような話も伝えられています。

症状は、はじめに胃のむかつき・嘔吐・下痢などの胃腸障害がしばしばみられます。次いで脱力感・目眩(めまい)、頭痛、さらに視力低下・瞼が垂れる、ものが二重に見える、しわがれ声になるなどから、さらに進むと、ものを飲み込むことができない、言葉が話せないなどの症状が起こります。重症になると全身の筋肉が麻痺し、ついには呼吸筋の麻痺が起こって死に至ります。

昔は患者の半数以上が死亡していたボツリヌス菌による食中毒ですが、最近は呼吸補助など、治療法が発達して死亡率も二〇%以下に低下してきました。しかし、先の辛子レンコン中毒では三一%が死亡しています。このように、事件が広域にわたって散発的に発生し、ボツリヌス菌による食中毒であることがなかなかわからない時には、処置が間に合わないことがあります。

## ボツリヌス菌の分類

ボツリヌス菌はグラム陽性の桿菌で、胞子を作るのが特徴です。また、酸素のある環境では増殖できません。作られる毒素は血清型により、A型、B型、C型…とよばれ、現在AからGまでの七つの型の毒素が知られています。このうち人の食中毒から検出されている型は主にA型、B型、E型の三つです。

以前はA型の毒素を作るボツリヌス菌をA型菌、E型の毒素を作るものをE型菌というように、毒素の型を基準にしてボツリヌス菌を分類していました。その呼び名はまだ残っていますが、今ではそれとは別に、細菌が種としてもつ性質をもとに、Ⅰ型、Ⅱ型、Ⅲ型というように分類するのが正しいとされ、遺伝子の解析からも、それが確かめられています（表11-1）。

以前のA型菌はⅠ型に、E型菌はⅡ型に入り、B型・F型菌はそれぞれタンパク分解型と呼ばれていたグループがⅠ型に、タンパク非分解型と呼ばれていたグループがⅡ型に入ります。Ⅰ～Ⅳ型のそれぞれの性質は、表11-1に示す通りです。

表11-1 ボツリヌス菌の型の分類

| 性状 | 型別 | | | |
|---|---|---|---|---|
| | I | II | III | IV |
| 作られる毒素の型 | A, B, F | B, E, F | C, D | G |
| 肉の消化能 | ＋ | − | ＋ or − | − |
| ショ糖分解 | − | ＋ | − | − |
| 脂質分解 | ＋ | ＋ | ＋ | − |
| 耐熱性 | 120℃ | 85℃ | 110℃ | 120℃ |
| 最低増殖温度 | 10 | 3.3 | 15 | 10 |
| 増殖の最低 pH | 4.6 | 5.0 | ND | ND |
| 増殖の最低水分活性 | 0.94 | 0.97 | ND | ND |

ND: 記載がない。
耐熱性：表の温度で1分間加熱すると菌数が2〜5桁下がる。

## ボツリヌス菌の分布

ボツリヌス菌の本来のすみかは土の中だと考えられます。とくに海岸、湖岸、湿地など、水分の多い土にはボツリヌス菌は高率に分布しています。地域によって分布に特徴があり、ヨーロッパ・アメリカの土壌にはI型菌（A型・B型）が多いのに対して、わが国ではII型菌（E型）が多いといわれています。II型菌は中緯度―高緯度の海岸、河川・湖沼の水際の土、堆積物に多く存在することが知られており、わが国でも北海道から九州まで、広い範囲で検出されています。大部分はE型菌ですが、魚介・畜肉から野菜・穀物に至るまで多くの食品中にも検出され、けっして特別な、珍しい菌ではありません。

ボツリヌス菌はすべて酸素のない、あるいはほとんどない環境でのみ増殖できます。多くの食品の内部は酸素が消費されてボツリヌス菌が増殖しやすい環境になっています。たとえば、肉・魚などの包装食品では、真空包装でない普通の包装でも、ボツリヌス菌が増殖することが、多くの実験で確かめられています。

表11-1にみるように、ボツリヌスI型菌の胞子は耐熱性が高く、一二〇℃で二〜三分間の加熱をしなければ、安全とは言えません。同じボツリヌス菌でもII型菌の胞子は、I型菌と違って熱に弱く、中心温度八五℃、数分間の加熱で殺すことができます。一方、この型のボツリヌス菌は五℃以下の低温でも増殖し毒素を作るという厄介な性質をもっています。つまり、熱に強いI型菌は一〇℃以下では増殖しませんが、熱に弱いII型菌は一〇℃以下といっても安心はできないということです。

幸いなことにボツリヌス菌の毒素は、胞子と違って熱に弱く、中心温度九〇℃、数秒程度の加熱で不活性化されます。したがってボツリヌス菌が増殖した食べものでも、中止温度九〇℃まで加熱してすぐに食べれば大人が食中毒にかかることはありません。

「大人が」と傍点を付したのは、満一歳にならない乳児では、ボツリヌス菌の胞子が口から入ると腸の中で発芽して増殖し、《乳児ボツリヌス症》という重い疾病にかかることがあるからです。この疾病は日本では年間十数例しかみられませんが、アメリカでは年間のボツリヌス菌による病気の患者約一一〇名のうち、六〇〜七〇％が乳児ボツリヌス症だと報告されています。

乳児ボツリヌス症の原因は主にハチミツです。ミツバチが花の蜜を集めるときに、ボツリヌス菌で汚染された蜜を運んでくるのです。

ハチミツがボツリヌス菌で汚染されていることは多くの調査で明らかにされています。日本でも一九八六年の厚生省による調査結果では、輸入・国産を含め試験した五一二のハチミツ検体の五・三%にボツリヌス菌が見つかっています。このうち、国産のハチミツ（一三一検体）からもA型菌、C型菌がそれぞれ三株ずつ（あわせて四・六%）検出されていますから、検出率は、輸入のハチミツとそれほど変わりません。

ボツリヌス菌の胞子は、ハチミツを低温殺菌した程度では死にませんから、乳児の腸内で発芽し、増殖する可能性があります。乳児ボツリヌス症を防ぐためには、一歳未満の乳児にはハチミツを与えないという以外の手だてはありません。ハチミツと乳児ボツリヌス症との関連が明らかにされて、一九八七年十月に当時の厚生省は「一歳未満の乳児には蜂蜜を摂取させないように」とい

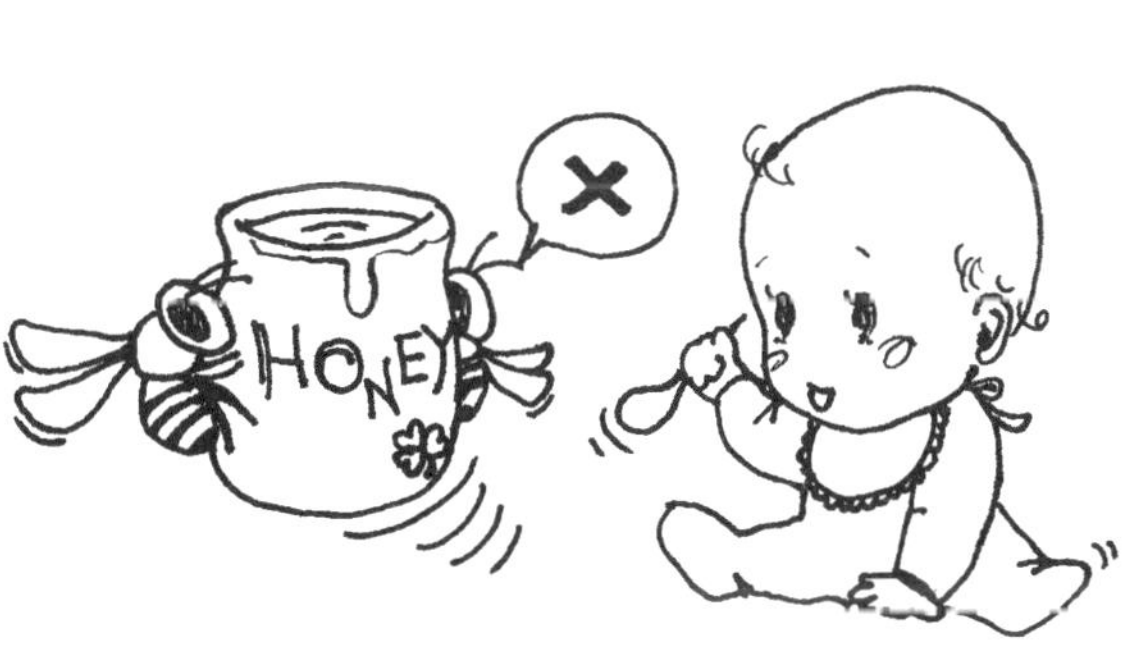

う内容の通達を出し、指導しました。

# 12. 腐敗と発酵
## ——言葉は違えど中身は同じ？

### 腐敗という言葉

腐敗研究所というユニークな名前の、世界でも一つしかない研究所を千葉大学に創設（昭和二十四年）したのは、私の恩師の一人、相磯和嘉先生でした。後に千葉大学の学長になった人です。

あるとき、先生は「腐敗研究所という名前はどうも官庁では好まれない。行くと自分たちが調査されると勘違いするようだ」と私に話されました。「腐敗研究所からきました」というと、向こうは一瞬「ドキッ」とした表情になって硬直するというのです。

「好まれない」という語感は、次に述べる定義とも相まって、《腐敗》あるいは《腐る》という言葉の本質をよく表わしているように思われます。

日本語で「腐る」という言葉は、食べものの腐敗から、材木の腐朽、政治家やお役人の「腐敗」まで、広い範囲で使われます。英語でも「腐る」に相当する言葉が、それぞれニュアンスを違えていくつかあります。それらの中ではスポイル（spoil）というのが、日本語の《腐る》、《腐敗》にいくらか近いのですが、使われている語感としては、やはり大きなズレがあります。

食べものの腐敗についてもう少し明確に、科学的に定義づけようという試みも古くからあります。『広辞苑』には「食品中のタンパク質が細菌、とくに嫌気性細菌の作用を受けて悪臭のある有害な物質をつくる現象」と説明されています。ほかの国語辞典でもほぼ似たような定義が見られるので、この説明が腐敗についての一般的な理解を代表するものでしょうか。食品微生物に関する古い教科書でもこのような定義がみられます。

「細菌が繁殖すれば腐敗する」というこの考え方の延長線上に、食品中の細菌数が一g中一千万～一億に達すれば腐敗したことを示す目安になるという、腐敗の〝微生物学的〟判定法があります。一方、腐敗で生ずる悪臭物質に注目し、それを分析することによって腐敗を〝化学的に〟判定するという方法もあります。その中でも、アンモニアやトリメチルアミンが食品中に多くなれば腐敗した、とするのは一般的な方法で、多くの場合、食品一〇〇g中のアンモニアやトリメチルアミンがそれぞれ三〇㎎、一〇㎎以上になると腐敗したと判定しています。

## 腐敗を科学的に定義することはできない

先に述べたような〝科学的な〟腐敗の定義は、しかし《腐敗》に対する誤った理解に基づくもので、正しくないし、しばしば混乱を生む原因となっています。食品の腐敗という現象は、微生物学的あるいは科学的な定義には実はなじまないのです。それは、食べものが「腐った」、と判断するのは、あくまでも食べる人の主観によるからです。その判断は人によっても、時代によっても、さらにはその人が暮らしている地域社会の伝統や習俗によっても大きな差があり、何らかの客観的な基準はありません。

例えば、スウェーデンにはシュールストロミングというニシンの塩漬けがあります。これは、ニシンを塩水に一日漬けた後、樽に詰めて夏の日中に一日置いて発酵させ、次いで低温に置いて発酵を続け、鼻のきき手が時期を見はからって缶に詰め、さらに室温で一年間貯蔵して完成する食品です。極度に膨張しているその缶を開けるときには、細心の注意をはらって、シャンペンの栓を抜く要領で開けるのだそうです。でき上がったシュールストロミングは猛烈な腐敗臭を発散します。スウェーデン人以外には、「腐敗の極致」と議論の余地なく判定されるこの食べものも、かれらにとっては決して腐敗食品ではありません。どのような嫌気細菌がどれだけ増えていようと、アンモニアや、強烈な腐敗臭をもつラク酸がどのくらいたまっていようと、かれらにとっては極上のグルメ食品なのです（図12-1）。

また、韓国にはエイというひし形の魚を発酵させたホンオフという食べものがあり、やはり強烈なアンモニア臭を発するものだそうです。サメやエイの類（たぐい）は、筋肉に多量の尿素やトリメチルアミンオキサイドという物質をもっていて、それらは細菌の作用でアンモニアやトリメチルアミンに変わり、強烈な臭いを発散します。同時に肉自体は強いアルカリ性になり、それ以後の細菌増殖を妨げます。これも腐敗しているなどと言えば現地の人たちからは叱られそうですね。

そのような極端な例をあげなくても、ある人にとっての腐敗食品が別の人には普通の食品だという例は多くあります。納豆も昔は関西に持っていけば捨てられてしまいました。納豆が関西で「腐った豆」とみなされなくなったのは、戦後のことでしょう。実際、どのような微生物学的あるいは化学的な腐敗の定義をもってきても、納豆はすべて当てはまります。納豆菌は典型的な腐敗細菌の一種であるし、納豆のねばねばはそのかたまりです。アンモニアも、腐敗とされる基準をはるかに超えています。

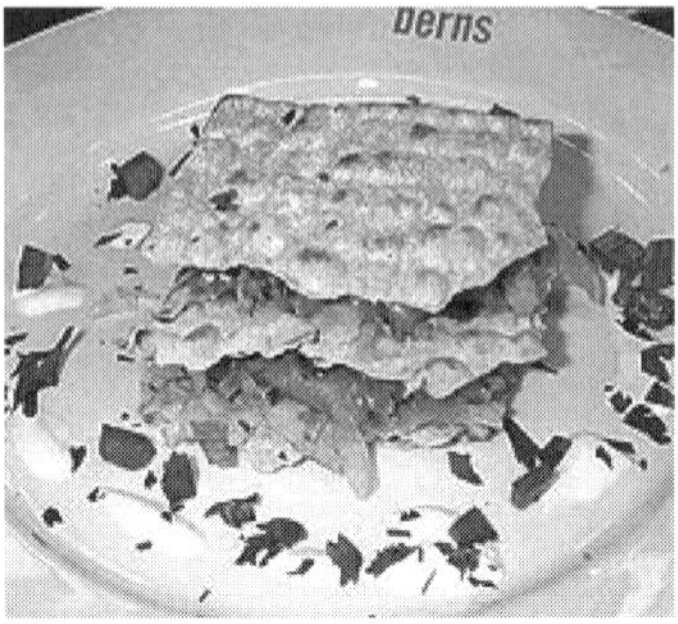


**図12-1　クラッカーにはさんだシュールストロミング**

同じようなことは日本のふなずし、いずし、しょっつる、くさやなどの伝統食品にも言えますし、このような特別な例を出さなくても、普通の食べもの、例えばヨーグルトやチーズにしても、みそ・しょうゆ、さらに数多くの漬け物の類にしても同じことです。細菌数を見ても、食品中にたまった腐敗生産物（アンモニアや有機酸など）を見ても、いずれも教科書や辞典にある《腐敗》の定義を十分に満たしています。要は食品に微生物が繁殖して「腐って食べられない」と人が断定すれば腐敗だし、あえて微生物を繁殖させ、「おいしくなった」と判断すれば腐敗ではなく発酵ということになります。

このように、人の判断にまかされ、あえて〝科学的〟に定義しようとすれば矛盾を生ずる《腐敗》という現象について、ここで、一応の定義を下しておきましょう。すなわち、食品の腐敗とは「食品に微生物が繁殖し、においい、色、硬さが変化して食べられなくなる現象」と定義できます。〝客観的〟、〝科学的〟な定義づけが食品微生物学の世界でまだ主流だった時代にはこのような、いわば「食の文化・社会性を基準にした」定義という考えは少数派でしたが、現在ではほぼ共通の認識になっていると思います。

## 発酵食品

このように、腐敗と発酵は食べものに微生物が繁殖した結果に対する二つの対立する見方を表しています。わたしたちは、長い歴史の中で、微生物の作用を受けても食べられるもの、美味しいものを選び出し、さらに生活の知恵を働かせてそれに改良を加えてきたのでしょう。こうして膨大な数の発酵食品がそれぞれの地域に現れました。これらのすべてについて書くことはとてもできないし、また、発酵食品に関する優れた書物もたくさん出ていますので、14章「発酵乳―メーチニコフと乳酸菌」の中で、乳酸菌発酵を通して発酵の一端に触れることにします。

## 危険を知らせる腐敗？

先に示したように、「見方によっては腐敗している」食品を、発酵食品と称して、人は日常的に食べています。それらの中には、材料に付着していたさまざまな細菌が無数に繁殖しているものも多いのですが、食中毒などの問題はめったに起こさないようです。

腐敗した食品には「腐敗毒」というものができて、食べた人に病気を起こす、という考え方がかつてはありましたが、このような食品が日常的に食べられていることからも、その考えの誤りであることがわかります。腐敗したからといって人に危害を与えるものではない、食中毒は食品中の病原菌が起こすもの、という説が今では定着しています（次章「腐ったものは当たる？」を参照のこと）。にもかかわらず、腐ったものを食べないという習慣を人がおそらく有史以前からもっていたことはなぜなのでしょうか。腐った食べものの味と臭いは、その頃から本能的に嫌われていたのでしょうか。嫌われていたとすればそれにはそれなりの理由があったことと思われます。

ボツリヌス菌による食中毒にかかってその後快復した人たちが、原因となったソーセージ、肉などについて、「思い出すと腐敗していたかもしれない」というような証言をしていることが古くから伝えられています。

近年、さまざまな包装食品にボツリヌス菌を接種し、時間を追って菌の増殖と毒素生産を確かめるという研究が多く見られます。この際、食品をあらかじめ滅菌せず、その中にもともと含まれている多種類の腐敗細菌が生き残っている状態でボツリヌス菌を接種する、つまり接種したボツリヌス菌と在来の腐敗細菌が食品中で共存し、どちらも増殖するという条件の下では、やはり、毒素が検出されるのと同時に、あるいはそれよりも速く腐敗が認められています。このような場合は、食品の腐敗は明らかに人に危険を知らせる赤信号になっていると言えるでしょう。

　他の食中毒を引き起こす菌についても、似たような状況は当然考えられます。腐敗細菌が増殖して腐敗状態に陥っているような食品では、もしそれらの食中毒菌が入り込んでいれば、食品はやはり危険な状態になっているでしょう。はじめに食中毒菌が入っているかどうかは、もちろんわからない。入っていれば中毒の可能性があるし、幸い、どの食中毒菌も入っていなければ、危険は免れる。いずれにしろ、色やにおいが変わり、本能的においしくなさそうと感じた食べものは口にしないほうが安全というのは、わたしたちの祖先が多くの経験を通して得た智恵の一つだったと思います。

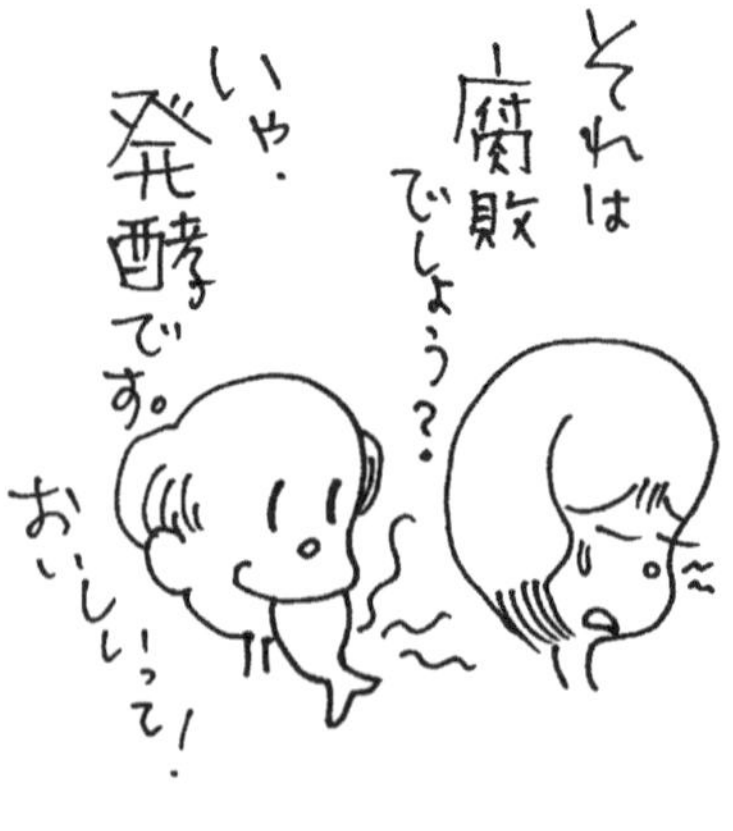
それは腐敗でしょう？
いや、発酵です。
おいしいって！

# 13. 腐ったものは当たる？
## ——ヒスタミン中毒

### 腐ったものは食べない

孔子（図13-1）は今から二四〇〇年前に、「腐敗したものを食べない」という教えを説いています。

「変な臭いがして味の変わったご飯、腐った魚、腐った肉は食べない。色の悪いもの、臭いの悪いもの、生煮えのものは食べない。」『論語』巻五、郷党、第十の六

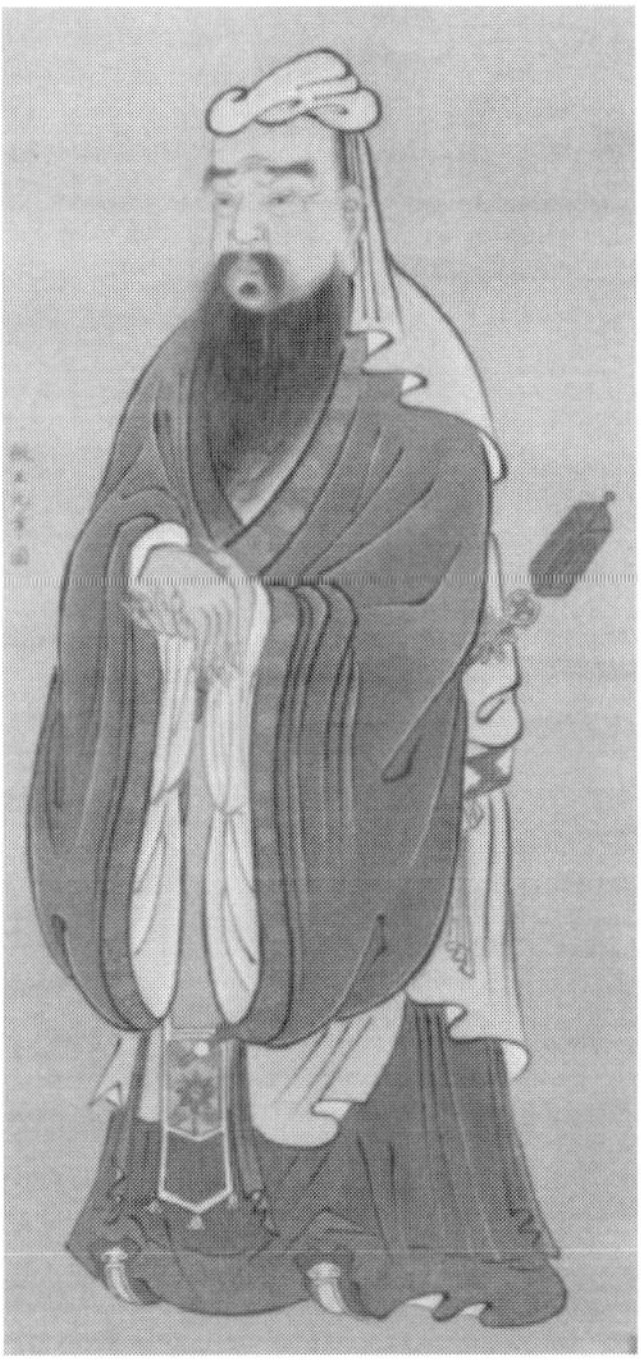

図13-1　孔子像

腐った食べものの危険性は、人類の経験として歴史とともに伝えられてきたのでしょう。一方で、人類が発生した頃は、腐りかけていた動物の屍体も食べていたのではないかとも言われます。腐ったものを口にすることの危害はなかったのでしょうか。

腐敗と健康との問題に科学のメスが入れられるようになったのは、実は十九世紀の後半になってからのことです。

## 腐敗毒

著名な化学者・薬理学者であったイタリアのF．セルミは、動物の屍体や腐敗した食品から塩基性のアルカロイドを抽出し、構造を調べ、一八七〇年にこれらをプトマイン（屍毒・腐敗毒）と名付けています。かれはこのプトマインが食品由来の病気（食中毒）の原因であるという説を唱えました。セルミのいうプトマインには、かれ自身によって発見され、命名されたカダヴェリン（カダヴェル：ラテン語で屍体の意）、プトレッシン（プトレ：ラテン語で腐敗の意）をはじめ、多くのアミン類が含まれています。

その後、腐敗した動物肉あるいは食品からつぎつぎに多くの物質が抽出され、新種のプトマインとして報告されました。谷川英一さんの『水産細菌学』（一九四三）では、その数は四十近くに達しています。その多くは、タンパク質・アミノ酸の微生物分解によって作られるアミン類ですが、中には貝毒や細菌毒素などもこのプトマインの中に含まれています。腐敗細菌による生産物と、微生物や動物の作り出す有害な毒素との区別も、まだその頃は明確ではありませんでした。

## 食中毒の細菌説

十九世紀の終わり近くになると、食中毒の原因が特別な病原菌だという説が台頭してきました。きっかけになったのは、一八八八年にドイツで起きた食中毒事件でした。腸炎にかかった牛を屠殺し、その肉を食べた人たちの中で六十人が中毒を起こし、一人が死にました。事件を調べたゲルトナーは牛の肉、内臓、それに死亡患者の脾臓などからバクテリウム・エンテリティディス（現在のサルモネラ・エンテリティディス）を発見し、食中毒がこの菌によって引き起こされたものであると主張しました。これより前にチフス菌（一八八〇年）、コレラ菌（一八八四年）がすでに発見されており、これらの病気が細菌によるものであることがわかっていました。さらにその後ボツリヌス菌の発見（一八九七年）、赤痢菌の発見（一八九八年）が続き、二十世紀になってからはブドウ球菌が食中毒を起こすことが確認されました（一九一七年）。そしてこの頃には、食中毒が特別の病原細菌によるものだという説が一般に認められるようになりました。

さらに、《腐敗毒説》を否定する直接の証拠も現れます。すなわち、腐敗食品から抽出されたプトマインあるいは純粋なアミン類は、血管に注射すれば微量でも激烈な症状を招くけれども、直接人が飲んでも病気にならないということがつぎつぎに明らかにされたのです。

二十世紀の終わり頃には、人の死後、腐敗によって作られるプトマインを、死後の経過時間の判定に使おうという法医学の分野を別として、プトマインという言葉もほとんど使われなくなりました。

このような経過で、食中毒は食べものを汚染した食中毒細菌が起こすもので、腐敗細菌は無関係、というのが現在の考え方の大勢です。「病原菌さえわずかであれば腐った食べものも安全、食べても結構」、という考え方には抵抗を感ずる人も多いでしょう。本当に安全なのか？その答えはもう少し先にならないと出せないのかもしれません。ただ、今のところ、腐敗毒としてはただ一つ、サンマやサバのような赤身魚や、その加工品によるヒスタミン中毒（アレルギー様食中毒と呼ばれている）だけが例外的に認められています。

**表13-1 東京都のヒスタミン食中毒事例**（2001～2004年）

| 発生日 | 患者数 | 原因食品 | 原因施設 |
|---|---|---|---|
| 2001年10月 | 127 | イワシの蒲焼き | 集団給食 |
| 2002年 4月 | 33 | マグロの照り焼き | 飲食店（仕出し） |
| 2002年 7月 | 10 | カジキマグロのムニエル | 集団給食 |
| 2002年10月 | 5 | シイラの照り焼き | 飲食店（一般） |
| 2003年 2月 | 36 | カジキの照り焼き | 集団給食 |
| 2004年 7月 | 40 | カジキマグロのピリ辛漬け | 集団給食 |
| 2004年10月 | 6 | サンマのピリ辛揚げ | 飲食店（一般） |

（「東京都の食中毒概要」福祉保健局健康安全室食品監視課）

## ヒスタミン中毒

カツオ・サンマ・サバ・イワシなど海の表層を活発に回遊する魚は、その肉色から赤身魚とよばれています。このような魚、とくにその加工品はそれほど鮮度が落ちていないように見えても、食べた人たちの中に特異な食中毒を起こす例のあることが昔から知られていました。この食中毒は日本だけでなく、アメリカやヨーロッパでも多く認められ、とくにサバとそれに近縁の魚が原因食品になることから、サバ類中毒とも呼ばれています。

わが国では戦後から一九五〇年代まで、この食中毒が多く見られ、一九五一年には東京都でも「サンマ桜干し」を原因食とする患者数七〇〇名の食中毒が報告されました。現在は、統計の上では年に数十人程度の患者が数えられています。実際の数はこれよりはずっと多く、おそらくその百倍かそれ以上になるでしょう。東京都に限った統計でも

表13－1のように、年間の患者数は数十人から百人以上を数えています。

近頃では、サバのほかにシイラがこの中毒の原因になったという報告がわが国でも目立ちます。シイラによる中毒は外国でも多く報告されています。

この食中毒はわが国ではヒスタミン中毒あるいはアレルギー様食中毒とよばれています。原因となる魚（主に加工品）を食べてから三十～六十分後（ときには五分～数時間後）に、酒を飲んだときのように顔が紅潮し、酩酊(めいてい)感を覚え、頭痛・偏頭痛が起こります。蕁麻疹(じんましん)が出るのも特徴で、ときに発熱・嘔吐・下痢もみられます。多くは十二時間程度で快復し、死亡例はありません。抗ヒスタミン剤の投与によって速やかに治ります。

## ヒスタミン中毒の原因

この中毒については、先に述べた戦後の「サンマ桜干し中毒」をきっかけに、千葉大学腐敗研究所で一九五〇年代に精力的な研究が行われました。創立後間もない研究所では、細菌学、微生物化学、薬学、薬理学のスタッフが協力してこの問題に取り組み、その原因を解明しました。

サンマ桜干しというのは、サンマをしょうゆ、みりん、砂糖などの調味液に漬けた後、干した製品で、いわゆる「みりん干し」の類（たぐい）です。戦後の一時期人気のあった食品ですが、作るときの衛生管理が悪く、しばしば食中毒を起こしていました。この食中毒が、通常の食中毒細菌によるものではなく、調味液中の腐敗細菌によって作り出されたヒスタミンによる中毒であることが、この研究によって明らかにされました。

研究ではまず、桜干し検体中に多量のヒスタミンが検出されました。さらに、検体から分離されたモルガネラ・モルガニアイという、大腸菌に近縁の細菌が、サンマ肉中の多量のヒスチジンを代謝してヒスタミンに変えることが突き止められました。

さらに、この菌を接種して作ったサンマ桜干しを食べさせる人体実験が二度にわたって行われています。学生三名に食べさせた実験では、一人は食べて五分後には口の周りから瞼（まぶた）、耳たぶが熱くなり、十分後には眠気と酩酊感を訴えました。この学生の症状は軽く、一時間あまりで元に戻ったということですが、発症の遅かった残り二人の学生は逆に症状が重く、前項で述べたような典型的なヒスタミン中毒を起こしました。このときのサンマ桜干しのヒスタミン量と食べた量から換算して、ヒスタミンの中毒発症量は五〇～一五〇mg程度と推察されました。

千葉大学腐敗研究所で戦後まもなく行われたヒスタミン中毒についての一連の研究はかなり水準の高いものでしたが、ほとんどが日本語の論文として発表されたため、残念ながら海外ではあまり注目されませんでした。

## なぜ赤身の魚?

ヒスタミン中毒は魚以外の、例えばスイスチーズ（生乳から作る熟成期間の長いチーズ）でも起こることが報告されていますが、ほとんどの例では赤身魚の加工品が原因になっています。これには理由があります。

海の表層を活発に泳ぎ回る回遊魚は、背中の色が青く、肉色が赤いという特徴をもっています。このような、いわゆる赤身魚は、筋肉の中に多量の遊離ヒスチジンを含んでいるのが特徴です。ヒスチジンはタンパク質をつくるアミノ酸の一つなので、タンパク質には当然含まれています。しかし、タンパク質に組み込まれているこのようなヒスチジンは、魚を煮ても外に出てくることはありません。これに対し、遊離ヒスチジンというのは、これとは違ってヒスチジンのままの形で筋肉中に含まれ、魚肉を煮るとエキスとして抽出されてくるものです。その量は魚種によって大きな差があり、タイやヒラメのような白身の魚では少なく、一方、サバ・ブリ・サンマのような赤身の魚では白身魚の十～五十倍の遊離ヒスチジンを筋肉中にもっており、その量は、ときには魚肉の一％に達することもあります。

ヒスチジンからヒスタミンを作るモルガネラ・モルガニアイの代謝作用は強力で、条件がそろうと魚の遊離ヒスチジンの九〇％以上をヒスタミンに変えます。二〇〇㎎のヒスタミンが発症量とすると、二〇～三〇ｇの魚（加工品）を食べればヒスタミン中毒を起こしうるという計算になります。

特異的にヒスチジンをヒスタミンに変える能力をもっている細菌としては、モルガネラ・モルガニアイがその代表とされてきました。しかし、モルガニアイに近い活性をもっているほかの細菌についてもいくつかの報告があります。東京海洋大学の奥積昌世さん、藤井建夫さんたちは海にすむ細菌の中に、このような能力の高い二種類の細菌がいることを突き止めました。どちらも海をすみかとするビブリオの仲間です。大阪で二〇〇二年にイワシ丸干しによるヒスタミン食中毒があり、その原因細菌が奥積さんたちの報告した細菌だったと、大阪府立公衆衛生研究所の神吉政史さんたちが述べています。

海洋性のヒスタミン生産菌は低温でもヒスチジンをヒスタミンに変える能力はあるけれども、中毒を起こすだけの量を作るには時間がかかり、その間腐敗が進行するので、これらの菌によってひんぱんにヒスタミン中毒が起こるとは思えません。しかし、サンマ、サバ、イワシなどを干物やみりん干しなどに加工するときには、モルガネラ・モルガニアイはもちろん、海洋由来のこのようなヒスタミン生産菌が増殖しないよう、衛生的な取り扱いが必要です。

## ヒスタミン中毒に対する異論

赤身の魚で特有の食中毒が起こることは、誰もが認めることとですが、その原因がヒスタミンだということについては、以前から疑問が出され、問題視する研究者もいます。

というのは、ヒスタミンを血液中に注射すると極めて微量（一〇μg以下）でも血管膨張などの症状が起こるのに、その一万倍の一〇〇mg以上を口から摂取しても容易に中毒症状を生じないという事実があるからです。一方、多くの食中毒事例で、赤身魚によるいわゆるアレルギー様食中毒がヒスタミンによって起こっていることが示唆されています。それならば、純粋なヒスタミンを飲んでも発症しないのはなぜなのでしょうか。その理由について、腐敗した魚に含まれるアミンには、ヒスタミンだけでなく、チラミンやカダヴェリン、ギャバ（ガンマアミノラク酸）など、多くのアミンが共存しており、このようなアミン類の相乗作用として中毒が起こるのだろうという考えがあります。現在ではこの考えが主流のようです。

この考えも実は先に述べた腐敗研究所の研究でも当初から指摘されていました。当時、微生物化学部の主任教授を務めていた林誠さんは、「ヒスタミンを一g飲んだけれど、ゲップが出ただけだ」と、話していました。戦争中、海軍の飛行機乗りだった百戦錬磨のかれには、ヒスタミンなどは軽くはね返せたのでしょう。しかしかれはヒスタミン中毒を否定するのではなく、アミンの相乗作用でその薬理作用が強くなるという実験をその後報告しています。

けれども、食品化学の面からは、このようなアミン相乗作用説には一つの難点があります。それは、赤身の魚肉にはヒスチジンが多量に含まれているけれども、薬理作用を助けるというチラミン、カダヴェリン、ギャバなどのアミンのもとになるアミノ酸（チロシン、リジン、グルタミン酸など）はたかだかヒスチジンの十分の一ほどしか含まれておらず、作られるアミンの量も、したがってわずかです。一方、これらアミン類のもつ薬理作用の強さはヒスタミンと同じ程度で、少量でも作用が強いというわけではありません。ヒスタミンに匹敵するほど多量の他のアミンが、原因となる魚（加工品）に含まれていれば、相乗作用説も説得力をもつのですが。

わたし自身もサンマにモルガネラ・モルガニアイを接種して、この菌の作るアミン類を特大のカラムクロマトグラフィーを使って念入りに調べたことがあります。結果は、しかし、大量のヒスタミンが検出されたものの、予想していた他のいくつかのアミンは、ヒスタミンに比べてごくわずかの量しか検出されませんでした。

実際の腐敗では、モルガニアイだけでなく多くの細菌が繁殖してくるため、さまざまなアミンが、量は少なくとも、出てくるのでしょう。けれども、アレルギー様食中毒に対する、多くのアミンの相乗作用について、実証的な研究はまだ行われていないようです。

アミンの相乗作用のほかに、もう一つの仮説が考えられます。

ヒスタミンについてのいくつかの人体実験の結果を見ると、ヒスタミンをそのまま飲むよりも魚肉などに添加して食べさせたときに作用が強いように見えます。また、先の腐敗研究所の人体実験のところで述べたように、モルガネラ・モルガニアイを接種したサンマ桜干しを食べて五分程度ですでに発症する例があり、腸から吸収されるにしては速すぎます。これらのことと、血液中にヒスタミンを入れるとごくわずかの量でも強い作用を示すことを考えあわせると、魚加工品中に作られたヒスタミンが咀嚼(そしゃく)中に舌を通して血液中に吸収され、中毒を起こす、という可能性も考えられるでしょう。

ヒスタミンを特異的に多く作る細菌が魚とその加工品に繁殖する機会は多くありません。ほとんどは魚、加工材料の不衛生な取り扱いによるものです。しかし、モルガネラ・モルガニアイのような強いヒスタミン生産菌が優勢になることがあると、アンモニアなどで腐敗臭が検出される前に大量のヒスタミンが作られます。赤身魚の干物・みりん干しなどは、買ったら早めに食べるほうが安全です。

# 14. 発酵乳——メーチニコフと乳酸菌

食べものに対する微生物の作用で、人が食べられないものに変わってしまえば《腐敗》、美味しいものができれば《発酵》という話をしました（12章「腐敗と発酵」）。ビール・ワイン・パン・発酵乳・酒・みそ・しょうゆ・漬け物など、有史以前からさまざまな発酵食品が人の食生活に役立ってきました。その多くについて話すことはもちろんできませんし、発酵食品についてはたくさんの優れた書物があります。ここではメーチニコフの仕事を題材に、乳酸菌と健康との話題を取り上げます。

## 体によい乳酸菌

ペルシャ語の『旧約聖書』には、アブラハムが酸乳を飲んでいたおかげで一七五歳の天寿を全うした、と書かれているそうです。西暦七十六年に、ローマの歴史家・博物学者プリニウスが、著書の中で、胃腸炎の治療に発酵乳を勧めていたという記述も文献にあります。しかし、かれの著した『博物誌』を見ても「家ウサギの凝乳が体に良く、下痢に対する薬になる」ということは書いてありますが、発酵乳についての記事は多くありません。当時のローマを中心とする地域の食生活に発酵乳が大きな地位を占めていたことはなかったようです。

## メーチニコフと乳酸菌

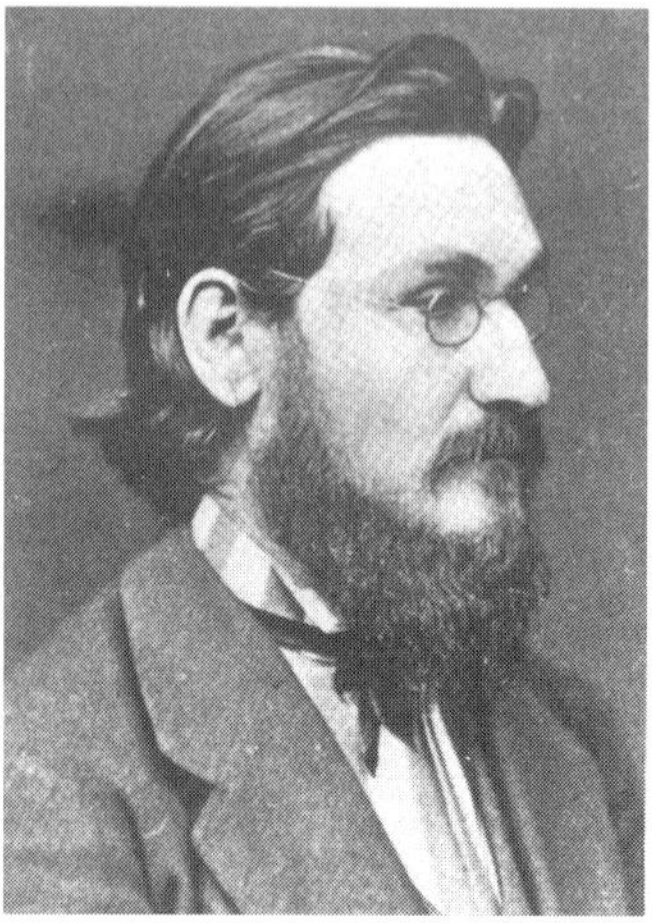

図14-1　メーチニコフ

イリヤ・イリッチ・メーチニコフ（一八四五～一九一六）はロシアの生んだ天才科学者で、白血球の食作用の発見をはじめとして免疫学に貢献したことにより一九〇六年にノーベル医学賞を受けています（図14-1）。かれは免疫学の創始者であると同時に、発生生物学者でもあり、また老年学の創始者でもありました。老年学（ジェロントロジー）という言葉もかれが編み出したものです。

「長寿を得るために、かれは何百ガロンもの乳酸菌培養液を飲み続けた、…そして七十一歳で死んだ」。ド・フリースの『微生物の狩人』に書かれているように、多少とも嘲笑的な響きをもつ語り伝えによって、かれの《乳酸菌長寿説》は長く冷遇されてきましたが、近年ようやく、《乳酸菌善玉説》とともに、その考え方が再評価されるようになりました。

メーチニコフは原生動物から鳥類、哺乳類（ほにゅうるい）にいたる数多くの動物について、さまざまな器官の発生と役割、それらが寿命（天寿）に対してどのような影響をもつかという問題について系統的に研究し、その帰結として、人の大腸が有害無用の器官であると考えました。大腸は退化中の器官である。周りの外敵をつねに意識しなければならない動物あるいは人類の祖先にとっては、排泄物を常時外に出すことができないために、やむを得ず貯留器官として大腸が作られた。しかし、それは人の寿命には害をなしている、というのです。大腸の短い鳥類は長生きである、またコウモリの中でも腸の短い種類が長生きする、大腸を切除しても生きている人も多い、など大腸が不要であることの実例をかれは並べ立てています。

さらに、大腸の有害性として、腐敗細菌を含めて数多くの細菌が大腸に生息しており、小腸で消化しきれなかった食物をそれらの細菌が分解してインドール・フェノール・プトマインなどの有害な物質を作り、それらが腸管から吸収されて血管の老化をもたらす、ということをかれは指摘しました。このような腐敗産物が動物に動脈硬化などの変化を起こすことも実験的に確かめています。

大腸内の細菌が悪さをしているなら、殺菌剤でその腸内細菌を殺してしまえばよい…。当時の何人かの研究者は実際にそのような実験を試みています。しかし、当然のことながら結果はどれも不成功に終わりました。殺菌剤では、大腸内の腐敗細菌をなくすことはできなかったのです。

一方、人類が古くから食べものの腐敗を抑えるために乳酸発酵を利用していたという事実にメーチニコフは目をつけます。

「腸に乳酸菌を入れ続ければよい!」

乳酸菌の培養液を飲ませたり、あるいは直接腸に注入するという実験はすでにいくつか行われており、大腸内の腐敗細菌を抑えるということがわかっていました。乳酸菌の生産物である乳酸そのものでも、同じような結果が出ています。

博識なメーチニコフは、西アフリカからエジプトにかけての住人や砂漠に住むアラブの放牧民、さらにはコーカサス、ブルガリアなど、長寿が多いとされている地域の人々が、さまざまなヨーグルト類を常食としていることに気がつきました。「このような製品に含まれる乳酸菌が腸の中で乳酸を作り、それが腸内の腐敗細菌を抑えているのだろう」と、かれは考えます。

各地でそれぞれの民族が作っている数多くの発酵乳製品の中から、比較的雑菌が少なく、乳酸以外の酸を作ることの少ないブルガリアのヨーグルトをメーチニコフは選びました。パストゥール研究所の仲間の協力を得て、乳酸を作る能力の高い菌株をヨーグルトから分離し、純粋培養の形にしました。メーチニコフによってブルガリア桿菌（バシラス・ブルガリカス）と名付けられたこの乳酸菌は、現在のラクトバシラス・ブルガリカスだとよく思い違いをされます。実際には、メーチニコフが特定した菌は、ブルガリカスよりも多くの酸を作る別の種類で、ラクトバシラス・ヘルベティカスの一菌株のようです。

この菌は乳酸をたくさん作るけれども、それだけではヨーグルトの脂肪臭が強いので、メーチニコフは別の菌（パラ乳酸菌）と混ぜて牛乳に接種し、味と香りのよい発酵乳を作りました。

メーチニコフは、このように、長い道のりを通って乳酸菌にたどり着いています。長寿国のブルガリアにかれがたまたま旅行し、現地の人々の長生きとヨーグルトとを結びつけて、乳酸菌長寿説を唱えたというような伝説も行きわたっています。しかし、実際は動物の寿命についてのそれまでの研究を、自身の広範な研究によって発展させ、長寿に関係するさまざまな事実を解きほぐしながら、ようやく乳酸菌にたどり着いたというのが事実です。ちなみにメーチニコフ自身、ブルガリアを訪問したことはありませんでした。

## プロバイオティクス

プロバイオティクスという言葉も、近年はだいぶ市民権を得てきたようです。この言葉は、もともとバクテリアが分泌し、他の微生物の増殖を促進するような物質を表すために考案されました。バクテリアを抑えるアンティバイオティクス（抗生物質）に対比してプロ（味方）バイオティクスというわけです。後になって「腸の微生物相のバランスを保つ物質」（現在はプレバイオティクスという言葉が使われます）という意味に、さらに現在では「腸の微生物相のバランスを改善する生きた微生物サプリメント」という意味に変わってきました。

プロバイオティクスの人に対する効能としては、①腸炎を治す、②便秘を治す、③免疫機能を高める、④ピロリ菌の感染を防ぐ、⑤アレルギー症状を和らげる、⑥ガンを予防する、⑦血中のコレステロールや中性脂肪を下げる、⑧骨のミネラル代謝を改善するなど、さまざまなものがあげられています。このような効能はそれぞれ動物、ときには人を使った実験で試されているものもあります。ただ、その効果は例えば抗生物質のように劇的なものではなく、多数の動物や人に対して厳密な実験を行い、ようやく統計的に意味のある違いが認められたという程度のものが多いようです。

スーパーマーケットの店頭には現在さまざまな種類の乳酸菌やビフィズス菌を銘打ったヨー

グルト製品が並んでおり、それぞれが、それぞれの効能を（暗に）主張しています。しかし、その効能は必ずしも多数の人間に対して、長期にわたってテストをした結果というものではありません。

ヨーグルトあるいは乳酸菌によってガンを防ぐ、あるいは治すというような説もあります。しかし、これも人に対する実験あるいは大規模な疫学調査で裏付けられた事実ではありません。ネズミに移植したガンが、乳酸菌培養を与えることによって小さくなった、という話もありますが、そもそもネズミに移植されたガンと人のガンとは違います。ネズミの実験で抗ガン作用を示した数多くの（おそらく数万に上る）物質の中で、現在、人に対する抗ガン剤として使われているものがごく少数に過ぎないことによっても、このことは理解されるでしょう。

## 腸の病気と乳酸菌

プロバイオティクスの効能の一つに、腸のさまざまな症状（細菌性下痢、腸炎、逆に便秘）を改善するということがいわれています。このようなものとして、歴史的にはアシドフィラス乳が有名です。アシドフィラス乳はアシドフィラス菌（ラクトバシラス・アシドフィラス）を種菌にした乳製品で、ヨーロッパでは古くから普及していました。アシドフィラス菌と昔から呼ばれてきたこの乳酸菌種は、遺伝子に基づく現在の分類では、六種類のそれぞれ違う菌種に分けられています。しかし、この中のどの菌がどれほど有効であるのかはまだ明らかでありません。また、コーカサスの国アルメニアにも「ナリネ製剤」と呼ばれるアシドフィラス菌の製剤があり、さまざまな病気の治療や健康の維持に役立つということで多くの研究報告もあります。しかし、この菌が現在の分類ではどの種類に当たるのかはわかっていません。

## 腸への定着

人が飲んだり食べたりする乳酸菌やビフィズス菌が腸に定着するかどうかについては、メーチニコフの時代から議論されています。メーチニコフ自身はかれの培養した乳酸菌について、腸内の細菌相（ミクロフローラ）として定着すると考えていました。その後も、腸内で定着するという乳酸菌が多く報告されています。皆さんも「ヤクルト」のシロタ株という名前を聞いたことがあるでしょう。これは人の腸から分離した乳酸菌の中で胃液・胆汁などに耐える、腸に定着性のよい菌株として、代田稔博士が一九三〇年に選別したものと言われます。しかし、現在ではこの菌が人の腸に定着するとは主張されていません。

人の腸に定着するかどうかを確かめることがプロバイオティクス探索の条件と一般には考え

られていて、その探索の筋道として、人の腸管に常在する乳酸菌かどうかということが、まず問題にされるようです。

医者ではないので見当違いがあるかもしれませんが、このことについては次のように考えています。まず、食中毒を防ぐという効果について。この場合、乳酸菌が小腸に定着する必要はないのではないか。病原大腸菌、サルモネラ、ノロウイルスなど、多くの食中毒菌による病気は病原菌が小腸に付着し、増殖することによって起こります。ある種の乳酸菌が病原菌を殺したり増殖を妨げたり、あるいは追い払うことによって、食中毒の予防や治療につながるとするならば、乳酸菌がたとえ小腸に定着したり増殖したりしなくても、大量の乳酸菌がそこに常時補給されていればそれでよいはずです。さらに言えば、乳酸菌の抗菌作用というものが、菌そのものでなく、菌の作り出す乳酸、酢酸、ジアセチル、過酸化水素などの物質によるものだとすれば、それらの物質が小腸に絶えず供給されていれば抗菌効果を発揮するのではないか。たとえ乳酸菌自身は死んでしまっても。

## 長寿と乳酸菌

プロバイオティクスのもう一つの役割、つまり健康の維持にそれが役立つ、とくに乳酸菌・

ビフィズス菌を飲むことによって長寿を得ることができる、ということについての議論はもっと複雑です。今度は大腸での話になります。小腸にくらべて大腸には少なくとも一桁〜二桁は腸内細菌が多いので、それに対抗するためには、飲んだ乳酸菌・ビフィズス菌が腸内に定着して十分な数に増えるかどうかが問題になります。

増殖すればどのような結果になるでしょうか。

腸内には善玉菌と悪玉菌とがいて、善玉の乳酸菌が腸内で増殖し、悪玉菌を退治することによって人は健康になり長生きする、というような説が行きわたっています。

しかし、大腸内の数千種の細菌が単純に善玉・悪玉と二つに分けられることには抵抗を感じます。細菌は地球上に生まれた初めての生物で、人も他の動物も、それよりはるかにおくれて細菌の支配する世界に間借りをはじめた住民にすぎません。そして、腸内細菌とは、腸をもつ動物が生まれてからずっと長い間のつきあいになります。お互いに排除し合い、また助け合って、長い歴史を通して現在の共生関係ができあがってきたのです。それなのに悪玉よばわりするとは、「もう少し自分をわきまえてくれよ」と細菌たちは言うことでしょう。

それに、善玉・悪玉といっても、腸内にすむ何千種類の細菌について、その一つひとつが人に対してどのような作用をもっているのかを知ることは大変な作業です。細菌はさまざまな作用をもっています。一方では毒素を作りながら、同時に有用物を作って体の機能を助けている、あるいは病原菌を殺している、ということもあるでしょう。悪玉の典型といわれているウェルシュ菌でも、発ガン物質によって大腸にガンができることを抑えている可能性を示す研究もあります。

無数の細菌が多様な共生関係を結びながらダイナミックに生きているというのが腸内の微生物生態系です。善玉といわれている乳酸菌の中にも、腸の中で悪玉のような働きをしているものも、いずれ見つかるかもしれません。

## メーチニコフの寿命

メーチニコフの話に戻りますが、かれは、ブルガリア桿菌とパラ乳酸菌を種に作ったヨーグルトを飲み、また後にはこれらの菌の培養液を直接飲んでいました。乳酸菌が胃腸・腎臓・皮膚の病気に対して治療効果があるとかれは述べています。メーチニコフが七十一歳で死んだということは乳酸菌長寿説に水を差したけれども、逆に、乳酸菌が悪かったとももちろん言えないでしょう。生涯にわたって心臓に疾患を抱え、「短命の家系であり、両親と五人の兄弟姉妹の中で自分だけが七十まで生きのびた」ことは、乳酸菌がかれの寿命をのばしたと言えるかもしれません。また、五十代の半ばになってからヨーグルトを飲み始めたので、血管の老化を抑えてさらに長生きするためには、かれ自身の言うように、「遅すぎた」ということもあるでしょう。

ヨーグルトが寿命をのばすということを実験で証明することは、いずれにせよ難しいことです。これを調べるためには、ヨーグルト、殺菌済みのヨーグルト、原料であるミルク、この三通りをそれぞれ数百人、数千人の被験者に飲ませ、その人たちの健康と寿命を数十年にわたって追跡調査する必要があります。しかも食習慣の異なる国々でそれぞれ同じ実験が行われなければなりません。あるいは、たばこの害を証明した調査のように、数万人規模の疫学調査を数十年にわたって各国の研究者を動員して行わなければならないでしょう。

乳酸菌によって大腸内の腐敗細菌を抑えて寿命をのばし、老年を健やかに過ごせるかどうか、メーチニコフ自身が「この問題については直接の証明が必要であり、将来の研究にかかっている」と述べており、その言葉は現在も生きています。

# 15. 食品保存料――その安全性と危険性

## 食品保存料を食べるとガンになる？

「ソルビン酸を食べさせたネズミの六〇％が肝臓ガンに―相磯和嘉博士」食品添加物の危険性を説く一冊の本に、はからずも恩師の名前を見つけました。読むと、ソルビン酸は危険な毒物で、発ガン性が証明されたかのような書きぶりです。

相磯先生は千葉大学の学長になられてからも、ときには自宅にネズミ（マウス・ラット）の飼育実験室を作ったり、愛弟子の加藤博さんのさまざまな援助を受けながら、添加物の毒性試験を続けておられました。先生とソルビン酸の付き合いは長く、すでに一九五四年にはソルビン酸に関する五つの報文を出しています。千葉大学に腐敗研究所を作られたのも、食糧難の急迫した戦後の時代に、腐敗による食べものの損失を少しでも防ごうというのが目的だったといいます。腐敗研究所では、食品中の腐敗細菌の増殖を抑え、日持ちをよくするための食品保存料（防腐剤）の研究も一つの柱として、ソルビン酸・デヒドロ酢酸・ニトロフラン・ナフトキノンなど多くの防腐剤についての研究が行われていました。その中のソルビン酸・デヒドロ酢酸は食品添加物として現在でも使われています。

「安全性の高い防腐剤である」と相磯先生がつねづね話されていたソルビン酸。それなのに、発ガン性がある、というようなことをなぜ今頃…？と、不審に思って先の記事のもとになると思われる原報を読んでみました。内容は次のようなものでした。

まず、餌に一五％という高濃度のソルビン酸を与えたマウスを、八十週（約一年八カ月）もの長期間にわたって飼育するのに成功したということが強調されています。飼育中、ソルビン酸を与えなかった対照群では二十四匹のうち九匹が七十週までに死に、ソルビン酸群では二十五匹中四匹が死んだ。実験の終わった段階で、対照群の約五三％、ソルビン酸群の約五七％にガンが見られた。対照群のガンはすべて肺ガンで、ソルビン酸群ではガンの見られた十一匹中八匹が肝臓ガン、七匹が肺ガンだった（両方のガンをもつものが四匹）という結果です。

ここで、注意したいのは、このような研究結果から、ソルビン酸の入った食べものを食べるとガンになると決めつけるのも誤りだし、一方、七十週までの死亡率が対照群で三七％、ソルビン酸群で一六％という数字を根拠に、ソルビン酸を食べれば長生きすると結論するのも、同様に誤りだということです。

ガンのリスクについては、餌に入れたソルビン酸の量とガンの発生率がどのように対応するかが問題になります。つまりソルビン酸一五%添加の餌で七〇%のマウスに肝臓ガンが発生したとして、一〇%添加の餌では二〇%の発生率、五%添加の餌では三%の発生率というように、ソルビン酸の量が少なくなるのに応じてガンの発生率が下がるのならば、そのようなデータを基にして、何%のソルビン酸を含む食べものを毎日どれだけ食べると、ガンになるリスクが何%になるかという推定ができるのです。

ソルビン酸については、マウス・ラット・ウサギ・イヌなどの動物を使って多くの毒性試験が行われています。餌に五%、一〇%のソルビン酸を添加して長期間、ときには二世代にわたって飼育した研究もあります。それらの結果では、一〇%までのソルビン酸添加量では、動物に大きな異常は見られず、発ガン性も認められませんでした。つまり、初めにあげた相磯先生らの実験（石澤敬子ほか、一九八〇年）は、餌に一五%という非常に高い濃度のソルビン酸を与えたときの特別の反応と見られ、それ自身興味のある現象ではあるけれども、その結果を、さらに低い濃度でのソルビン酸の毒性には結びつけられないということです。

食品添加物の有害性を警告し、あるいは添加物をなくしていこうと主張することは、ときには大事なことだと思います。しかし、その有害性を誇大に宣伝し、いたずらに消費者の恐怖心を煽るようなやりかたは、事実から離れ、意図するところを逆に損う結果になりかねません。

科学的な根拠に基づいて、冷静に話しかけることの方が消費者の真の利益にもつながるのではないでしょうか。

## AF-2問題

保存料の害についての誇大宣伝が、ときには大きな事件に発展することもあります。たとえばAF-2を巡る騒動です。

戦後、長年にわたってニトロフラン系の保存料が魚肉ソーセージや豆腐の保存に使われてきました。今では魚肉ソーセージもレトルト食品になって、一二〇℃加熱の製品になりましたが、以前は九〇℃の低温加熱であったため、味・食感とも優れた製品でした。年配の方は覚えておられるでしょう。このような低温加熱では胞子を作る細菌は死にませんから、細菌胞子を殺すのに強い効果のあるニトロフラン系のニトロフラゾン（商品名フラスキン）という保存料が使われていました。

その後、細菌胞子に対する効果がフラスキンより高く、毒性は低いと銘打って、同じニトロフラン系のAF-2という新しい化合物が登場してきたとき、大きな反対のキャンペーンが張られました。AF-2に対しての一部評論家の過激な発言があり、それに力を得た消費者団体の過剰な反応が相次いだのです。そして、その波を受けての学界の混乱、業界や厚生省内部の混乱や造反が続きました。わたしはこれらについてつぶさに知る立場にありましたが、ここで生々しいドラマの一部始終を話すのは気が引けます。印象に残るのは郡司篤孝さんという評論家がテレビに出て、ＡＦ-２がいかに強力な毒物であるかを示そうとした実験です。コップ半分ほどの水に金魚を入れ、ＡＦ-２を溶かしたアルコールを大量に注いで金魚を目の前で殺してしまいました。視聴者をあざむく、《やらせ》だったといえるでしょう。

騒動の結末は、ＡＦ-２を禁止するという措置でした。

ＡＦ-２の毒性については、大阪大学医学部、千葉大学腐敗研究所の二研究機関でそれぞれ二年間の毒性試験が行われ、その結果、動物の臓器には異常が見られず、発ガン性もないことが確かめられていました。ただ、ソルビン酸の例のように、非常に高濃度のＡＦ-２を与えればガンが発生する可能性はあります。事実、当時の国立衛生試験所で、高濃度のＡＦ-２をマウスに与えて飼育し、マウスの前胃にガンが発生したという結果が報告されました。厚生省がＡＦ-２の禁止に最終的に踏み切るとき、この報告が決め手になったようです。

また、禁止の措置の背景には、欧米でニトロフラン誘導体（フラゾリドン、ニトロフラゾンなど）が家畜の餌には使われていても、食品には使われていなかったことがあると考えられます。

ＡＦ－２の毒性、発ガン性については、雑音にとらわれない、もう少し科学的・客観的な論議が必要であったように思います。二年間にわたってＡＦ－２を与えたラットの肝臓の切片を顕微鏡で観察した千葉大学病理学教室の井出源四郎教授は、わたしたちに、「全く問題ありません、安心して食べてください」と太鼓判を押しました。ただ、実験を担当した人たちの、「ＡＦ－２をやらない対照のラットよりも、肝臓がきれいだ」という話には、何か引っかかるものを感じましたが…。対照と変わらないというのが最もよい姿ではないかと思いました。

ＡＦ－２有害説を唱えるほうもきわめて安易で無責任だったし、一方、毒性試験をするほうも、今から思うと、さらに踏み込んだ実験を行って毒性の有無について検討を重ねるべきだったと思います。例えば、試験動物の数と種類を増やして毒性実験を繰り返す、また、ＡＦ－２をソーセージに添加して加熱すると、ＡＦ－２は分解されてほとんど消失しますが、分解したＡＦ－２がどのような物質に変わり、その物質の毒性はどうなのかを調べるなど。もちろん当時の騒動の中では、とてもそのようなことを続けて試験できるような雰囲気ではありませんでしたが。

ＡＦ－２より以前に使われていたニトロフラゾンについては、発ガン性があるということで、一九七四年にアメリカで人への医薬品としての使用が禁じられました。しかし、その発ガン性については、禁止当時は明確なものではなく、その後一九八八年になって、米国で、多数のマウスやラットを使っての大規模な確認実験が行われています。その結果、雄については統計的に有意の結果は出ませんでしたが、雌のマウス・ラットでは二年間の投与実験で、卵巣腫瘍（マウス）、乳房腫瘍（ラット）ができることが明らかになりました。この結果をうけて、FDA（米国食品医薬品局）ではニトロフラゾンを動物の餌料に混入することを禁止しました。

## 変異原物質

AF-2が禁止された一九七四年からしばらく経った頃、薬学関係の同僚の一人は、AF-2に変異原性があるということを根拠に「ニトロフラン入りのソーセージを食べたことによって、今後十～二十年の間に数十万人のガン患者が日本に出るだろう」と話していました。AF-2の変異原性を試験した賀田恒夫さん（国立遺伝研究所）も、その使用禁止によって魚肉ソーセージ業界が大きな打撃を受けたことは認めながらも「AF-2の禁止を働きかけたことは正しかったと思っています」とわたしに語りました。AF-2が禁止された一九七四年頃は、変異原性を簡便にテストできるエイムズ・テストが開発されて間もない頃で、変異原性↓発ガン性↓ガンという図式が、科学者の中にも、まだ抵抗なく受け入れられていました。

その後、焼き魚・焼き肉・塩漬けの魚から、また、みそ・しょうゆ・酢、さらに緑茶、スパイス類などから、つぎつぎに変異原物質の発見が続きました。

この変異原性テストを編み出したカリフォルニア大学のブルース・エイムズ教授自身が、われわれの食べる野菜・果物・肉・飲みものにも、数多くの変異原物質・発ガン性物質があることを指摘しています。かれによればトマトには少なくとも十七種類の、またコーヒーには少なくとも二十一種類の発ガン性物質が含まれていると言います。少なくともというのは、テストされたのは可能性のある化合物のごく一部だけだからです。キャベツ・芽キャベツ・カリフラワー・人参・パセリ・セロリ・マッシュルーム・オレンジジュース・リンゴ・マンゴー・ゴマ・ハチミツなど、発ガン性をもつ天然物のリストをエイムズさんは並べ立てています。

かれはまた、植物が多くの毒性物質をもっていることを指摘し、それらは植物が昆虫などの食害を防ぐために自ら作っている天然の農薬である、という主張をしています。例えば、キャベツの中には四十九種類の毒物が含まれています。人はさまざまな食品を食べることにより毎日一・五gの毒物を食べており、そのほとんどは天然の食物に含まれている成分で、その種類は一生のうちには五千〜一万という数になる、ということです。このような自然の毒物（天然農薬）については発ガン性の試験はほとんどされていませんが、中でテストされたものをみる限りでは、このような毒性物質の半分以上は発ガン性をもっているのではないかということです。

恐ろしくなりますね。けれども、エイムズさんによれば、野菜・果物は、このような変異原物質・発ガン性物質を含んでいる一方で、それらがわたしたちの体に危害を及ぼすことを防ぐ物質も含まれているということです。また、わたしたちの体内でも変異原物質で損なわれたDNAを時々刻々修復しているのです。

相磯和嘉先生はつねづね「人の体には絶えず毒物が入ってきているけれど、そのような毒物はまず肝臓を通り、そこで無毒化されている」といって、肝臓のもつ役割を強調していました。

食品添加物の毒性についても、変異原性をもつということは発ガン性の一つの指標ではあるけれど、それがすぐにガンに結びつくわけではありません。日常食べるような量について、どのくらいの期間摂取すれば、どのくらいの率で発ガンにいたるのか、明確なリスク評価をする必要があります。

## 食品添加物の効用

「保存料なし、添加物なし」という表示のついた食品が消費者には人気が高いようです。たしかに、お店で加工食品を買うと、包装の裏に微小な文字で、これでもか、これでもかというように添加物名が並んでいます。保存料・殺菌料・酸化防止剤・漂白剤・着色料・着香料・酸味料・甘味料・糊料・乳化剤など、その数と多彩さには惑わされてしまうことも多いでしょう。よく指摘されるように、わが国で許可されている食品添加物の種類は、諸外国と比べても多すぎるように思います。

このような添加物の中には添加してもしなくてもよさそうなものもあり、品質・鮮度をごまかすためのものもありそうです。また、作るほうの技術が確かであれば使わなくてすむものもあります。もし、添加物の乱用が、食品企業の技術の向上、衛生管理の改善の妨げになっているとすれば問題です。

「添加物をやたらに使わなくとも、美味しい食べものはできるはず」、という主張はもっともであり、食品製造は究極的にはそれを目指すべきだろうとも考えます。

一方、すべての添加物を廃止しようとすれば、食品の生産から加工、輸送、販売、消費にいたる現在のシステムを大きく変えなければなりません。例えば生産から消費までの時間を大幅に短くする、そのために生産と消費の距離を縮めて小規模生産、小規模消費の形態に変えるなどの変革が必要になるでしょう。しかし、地球規模に広がった原料供給、国中に張り巡らされた流通網、さらに大量生産、大量消費という現在のシステムは、むしろこれとは逆の方向に進んでいるようです。このような状況の中では、食品の安全性を保つための添加物の使用はやむを得ないものです。

ひるがえって、食品添加物に対して積極的な、つまり使ったほうがよいというような効用がないのかを考えてみましょう。

まず、食品の品質を考えたときに、添加物を加えることによってより品質が良い食べものになるというものがあります。もし、それが人に無害であると証明されれば、使うことが消費者のプラスになる場合もあるでしょう。

例えば、畜肉のハム・ソーセージには何世紀にもわたって硝酸塩・亜硝酸塩が発色のために使われてきました。亜硝酸は肉色素ミオグロビンと結合して、熱に安定なピンク色のニトロソミオグロビンを作ります。この亜硝酸と肉の成分、ジメチルアミンが結合して発ガン性物質を作るというので、一時、発色剤・着色剤を使わない灰褐色のソーセージが作られました。けれども、消費者はそれにはそっぽを向いてしまいました。美しい色も広い意味の《味》を形作る要素であり、くすんだ褐色のソーセージは食べる前にすでに「不味(まず)そうだ」という印象を与えてしまうようです。このような場合、亜硝酸塩を禁止しようとするよりも、加えられた亜硝酸がニトロソミオグロビンを作るためにすべて消費され、微量でもそのままの形で残らないような使用基準を設けることが適当でしょう。

エイムズさんたちの発ガン性物質リストによると、アメリカ人が食べるベーコンの食品添加物による発ガンのリスクは、トマト・レタス・オレンジジュースなどの天然由来のものによるリスクの、それぞれ十分の一にも満たない程度だということです。

## 腐敗による損失を防ぐ

腐敗による食品の損失を防ぐという食品保存料の本来の効用についても考えてみましょう。

まず、産地で生産された食料が消費者の口に入るまでに腐敗によって起こる損失はどのくらいのものなのでしょうか。大きな問題であるにもかかわらず、このことについての研究はあまりありません。アメリカでの報告によると、消費される以前に食べものが失われる率は、野菜・果物で二〇％、ミルクで一八％、穀物一五％、肉・魚が八・五％などとなっていますが、このうち、どの程度が腐敗による損失かはわかりません。

近年、大型スーパーなどで、自家製の惣菜（そうざい）、サラダ、スープ、肉・魚の加工品、パンなどを売る傾向が一般化しています。このような製品については、腐敗や期限切れのために廃棄される率の高いことが、わが国でも外国でも問題になっています。

農水省の調べでは、わが国の食品廃棄物量は食品産業全体で年間一三〇〇万トン、外食産業

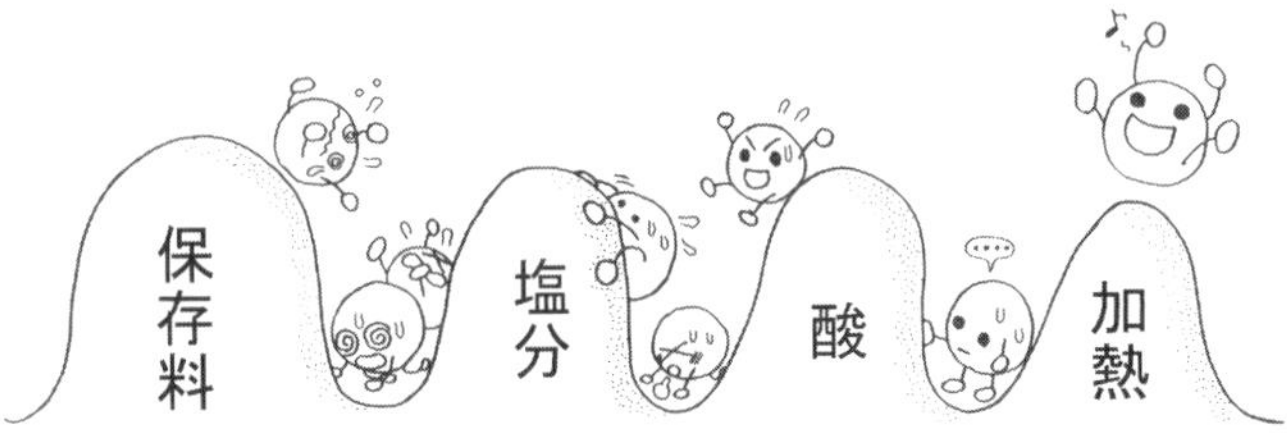


**図15-1　ハードルテクノロジー**

だけで約三〇〇万トンとなっています。これに家庭からの廃棄物を加えると、年間ざっと二千万トン以上、金額にして十一兆円に達する食料が棄てられていることになります。

開発途上国では、生産されてから消費されるまでに失われる食べものの問題はさらに深刻です。FAO（国連食糧農業機関）の推定では、果物の二八％、野菜の四二％が人々の口に入るまでに失われるといいます。別の推定では、この率はときには五〇～八〇％にも上ります。

このようなロスを防ぐために、とくに冷蔵設備の普及していない国々では、防腐剤がある程度の役割を果たすでしょう。糖分・塩分・酸の利用と並行して防腐剤を加えることによって、これらの国々の果物、肉製品などを常温で保存する研究も、「ハードルテクノロジー」(注1)としてレイスナー博士たちによって行われています（図15-1）。

## 低温殺菌との併用

もう一つの食品保存料の使い道は、低温殺菌の食品への利用です。包装した後、熱を加えるような食品では、常温で保存するためには一二〇℃、四分以上の加熱を加えることになっており、これは、ボツリヌス菌を殺すための条件です。けれども、多くの食品は一二〇℃で加熱されると、食品特有の味と食感を失います。肉・魚の組織は、弾力を失って柔らかくぼそぼそになり、ときには缶詰臭と称する異臭を感ずるようになります。牛肉大和煮などの缶詰を食べた経験のある方には、すき焼きやしゃぶしゃぶの牛肉との違いだ、と言えば理解しやすいでしょう。かつて全盛を誇った缶詰も、現在では一部の食品が細々と残るだけになってしまいました。

高温で味と食感を失うような食品（ほとんどの食品ですが）を低温、といっても九〇℃程度の温度で殺菌し、常温で少しでも長く保存できないか、というのが、私の期待するテクノロジーです。

そのためには、原料の無菌化、工程の清潔さなど、食品製造現場での設備・衛生のレベルを格段に上げることが必要であり、さらにその上で、熱に強い細菌胞子を抑える物質が必要になります。このような低温殺菌による製品を作る上で有効で、なおかつ人には無害な保存料があるとすれば、その果たす役割は大きいと考えます。

いずれにせよ、全く無害で万能な保存料は今のところ（多分将来も）ありません。現在許可されている保存料についても、現在の毒性科学の水準から、安全性についてもう一度見直す必要のあるものもあるように思います。食品の特性に応じて、特定の腐敗細菌・病原菌だけを抑え、しかも毒性の低い保存料を、必要最低限に使うということが保存料の使い方に求められるのではないでしょうか。

注1　ハードルテクノロジー：穏和ないくつかの手段を組み合わせて使う食品保存法。食品を保存する際、微生物を抑えるために、食塩・酸・保存料を加えたり、また、乾燥したり、加熱したりする。このような手段をハードル競争のハードルにたとえ、一つ一つは低いハードルでも、多数組み合わせることによって、最後には微生物が乗り越えられない障害になる、という考え。ロタール・レイスナーによって一九七〇年代から提唱されている。

# 16. 人の体表の細菌
## ——細菌は嫌われ者？

### 巷（ちまた）にあふれる抗菌グッズ——清潔好きの日本人

消しゴム・鉛筆からキャッシュカードまで、抗菌処理した日用品が今の日本で売られていると話すと、外国人はまずあっけにとられ、次いで笑い出します。抗菌グッズは、子どものぬいぐるみ、玩具から学用品・弁当箱、また、歯ブラシ・タオル・ハンカチ・ソックス・靴、さらには台所のまな板・ふきん・三角コーナー、お風呂のスポンジ等々あらゆるものがあり、その氾濫は日本人の清潔好きの象徴でもあります。

いわゆる抗菌グッズというのは、その素材になる繊維・プラスティックに抗菌物質を練り込んだり、あるいは表面にコーティングしたものです。使われる抗菌物質として多いのは、銀と第四級アンモニウム塩で、そのほかに無機物では亜鉛、銅、二酸化チタン、天然物ではキトサンやヒノキチオール、ヨモギエキスなどがあります。

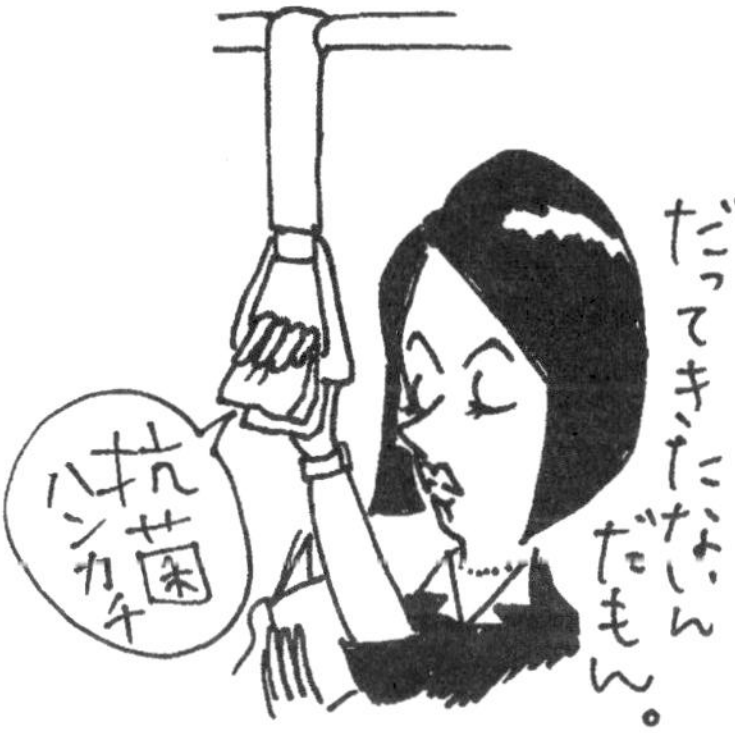


**表16–1　人体の細菌数**

| 部　位 | 細菌数 1 cm² 当たり |
|---|---|
| ひたい | 20 万 |
| 脇の下 | 240 万 |
| 背　中 | 310 |
| 前　腕 | 100 |
| そけい部 | 190 万 |
| 手　指 | 77 万 |
| 足　指 | 290 万 |

しかし、このような抗菌グッズが清潔を保つためにどの程度役立っているのか、それよりもまず、抗菌グッズを使っているご本人の体が、すでに数千億、数兆のバイ菌に覆われていることを知っているのかどうか…。じつは人の体そのものが細菌の温床になっているのです。

表16−1のようなデータを講演先で示して「あなたの皮膚にはこれだけの菌がいるのです」と話すと、みな驚きます。なかには半信半疑の様子で、「ゆうべお風呂できれいに洗ったから、わたしには…」、などと言う若い女性もいます。けれども、昔からの多くの実験で示されているように、石けんで洗ったくらいでは皮膚にすみついている常在菌は落ちないし、多少落ちたとしても、一晩もたてば増殖してまたもとのようになります。

といっても、皮膚を清潔に保ち、手洗いをすることが無駄だというのではありません。皮膚、とくに手指の皮膚には外からの雑菌が付着することが多く、そのような菌が食品に付くとその腐敗を招きます。また、黄色ブドウ球菌を始めとするさまざまな病原菌が人の体や手指を汚染していることは、むしろ普通です。加工・調理に携わる人たちを通して、病原菌が食品に混入し、食中毒の原因になったという事例は多くあります。外から人や物を通して入ってくる細菌やウイルスは、皮膚の中にすみついている常在菌とは異なり、石けんなどを使っての手洗いでかなりの程度（九〇%あるいはそれ以上）洗い流せます。

しかし、人の皮膚からすべての微生物を取り除くことはもともと不可能であり、また、そのような常在菌の多くが、外からの有害な微生物が皮膚の上で繁殖したり、体内へ侵入したりすることを防いでくれているので、それを取り除いてしまうことは、かえって危険です。

## 皮膚の細菌

人の皮膚に常在する微生物は大部分がグラム陽性の細菌で、種類としてはミクロコッカス、ブドウ球菌、コリネ型桿菌、プロピオン酸菌、それに酵母です。

グラム陽性、陰性といってもわかりにくいかもしれませんが、細菌をこの二つに分けることは微生物分類の第一歩で、グラム陽性菌とグラム陰性菌とでは菌体の表層構造に大きな違いがあるのです（図16-1）。

グラム陽性菌の表層は、ペプチドグリカンという、細胞膜の支柱がグラム陰性菌に比べて厚くなっています。そのため熱や乾燥に強く、土や空気の厳しい環境の中で強く生き抜く能力をもっています。皮膚のような、乾燥にさらされやすい環境ではグラム陰性菌より陽性菌のほうが有利になるでしょう。また、グラム陽性菌の中でも、ブドウ球菌やミクロコッカス、酵母はこれに加えて高塩分にも強いので、汗とともに出て、乾燥によって濃縮される皮膚の塩分にも耐える性質をもっています。

ブドウ球菌といっても種類はひじょうに多く、人体に付着しているブドウ球菌の大部分は人に病原性をもたないタイプです。中でも表皮ブドウ球菌と呼ばれる種類が多数を占めています。

ブドウ球菌以外の細菌や酵母も、先に述べたように、皮膚の常在菌としてすんでいます。このような常在菌は皮膚の中でそれぞれ最も適した環境にすみ分けをしています。さまざまな菌のすみ分けの実態は、実際には複雑ですが、単純に図式化すると図16-2のようになります。

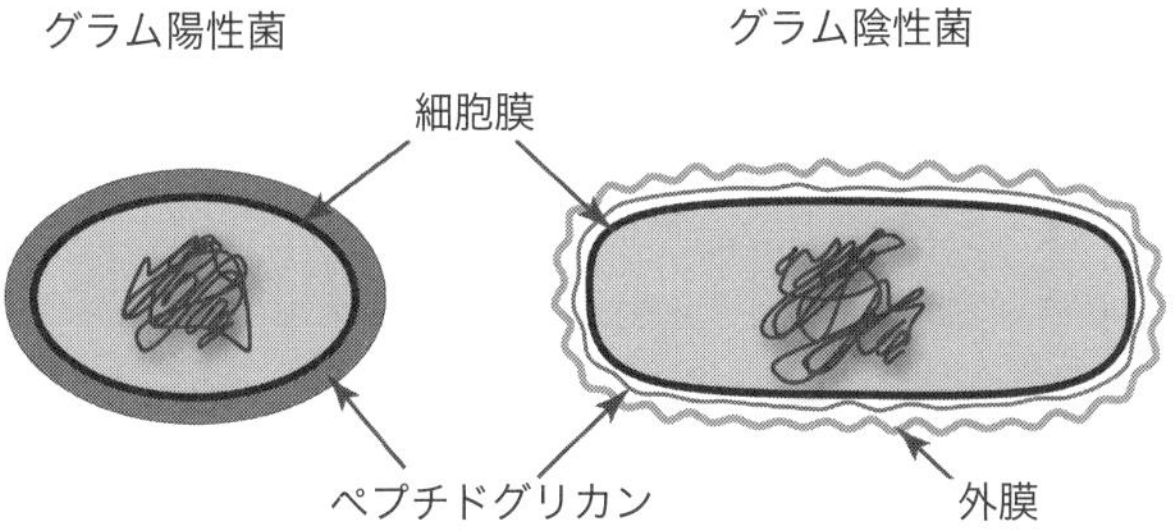


**図16-1　グラム陽性菌と陰性菌の細胞表層**

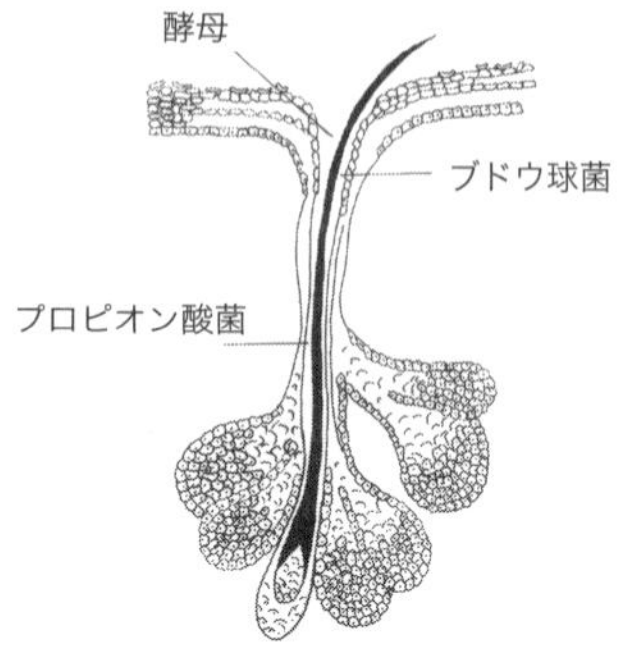

図16-2　皮膚の毛穴の周りの細菌

酸素を嫌うプロピオン酸菌は毛穴の奥に、ブドウ球菌や酵母は入り口のほうに巧みにすみ分けていることが見てとれるでしょう。これら常在菌は皮膚を占拠して、外から雑菌が入って繁殖するのを妨(さまた)げています。さらに、プロピオン酸菌が作るプロピオン酸は抗菌作用をもっていて、他の菌を殺す力があります。従って、皮膚には常在菌によるバリアーがあり、他の菌は付着しても容易に定着できないような仕組みになっているのです。

## 人の鼻と黄色ブドウ球菌

ブドウ球菌（図16－3）の中で、食中毒を起こす黄色ブドウ球菌は、皮膚には、他のブドウ球菌にくらべて多くはありませんが、しかし、鼻の中には多く見られ、この菌はどうも人の鼻の中がすみかとして気に入っているようです。

「人の約半数は鼻の中に黄色ブドウ球菌をもっている」と、食品衛生に携わる人たちは昔から注意されてきました。東京都衛生研究所（現在の東京都健康安全研究センター）が、都内のさまざまな食品製造業者を対象として黄色ブドウ球菌の保菌率を調べた結果があります（表16–2）。これによれば、検査された作業者の鼻の中（鼻前庭）から、平均して二一％程度に黄色ブドウ球菌が検出されています。食品を扱うということで衛生面の注意が行き届いているせいか、あるいは検査の方法にもよるのか、半数までは達していません。それでも平均して五人に一人くらいが鼻に黄色ブドウ球菌をもっているということになります。また、検査した作業者の中には手指にもこの菌をもっている人が平均一七％いました。これはおそらく鼻を手でいじるからでしょう。

人が食べる前の食品を直接手でさわる寿司職人や洋生菓子職人の手の黄色ブドウ球菌汚染率が高いのはもちろん問題ですが、和菓子を作る職人さんの四％の手からも黄色ブドウ球菌が検出されたというのも気になるところです。

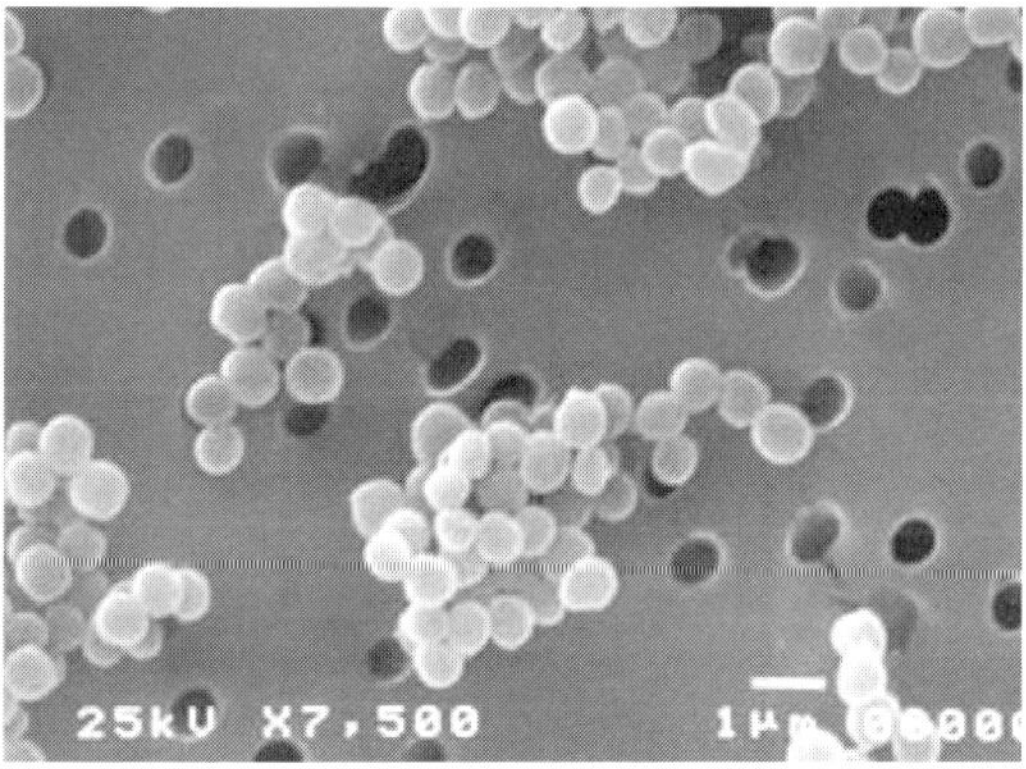


**図16–3　ブドウ球菌**（大阪市立環境科学研究所）

**表16-2　東京都食品取扱者の黄色ブドウ球菌保有率**

| | 鼻前庭 | | 手　指 | |
|---|---|---|---|---|
| | 被験者数 | 検出率(%) | 被験者数 | 検出率(%) |
| 弁当そう菜調理人 | 103 | 33.0 | 103 | 19.4 |
| 学校給食施設従業者 | 325 | 25.0 | 325 | 12.9 |
| 洋生菓子製造業者 | 124 | 25.8 | 124 | 13.7 |
| 寿司調理人 | 197 | 22.8 | 197 | 19.7 |
| 食肉販売業者 | 269 | 19.0 | 269 | 20.0 |
| 豆腐製造業者 | 104 | 15.4 | 104 | 15.4 |
| 生鮮魚介類販売業者 | 136 | 14.7 | 136 | 35.3 |
| 和菓子製造業者 | 156 | 10.9 | 156 | 3.8 |
| 計 | 1,414 | 21.1 | 1,414 | 17.1 |

## 細菌は飛ぶ

「あなたがくしゃみをすると一万から十万のバクテリアが、テニスのアンディ・ロディックが打つ、世界最速といわれるサービスよりも速いスピードで飛んでいく…。だから作業中はマスクをすることが必要なのです」という話を工場の従業員たちにします。

くしゃみだけではありません。人が話をするだけでも口の中の細菌は遠くまで飛ぶことがわかっています。これについては有名な実験があります。一九〇六年、高名な細菌学者であったM・ゴードン教授が英国下院でシェークスピアのハムレットの一説を朗唱しました。議場には聴衆のかわりに蓋をあけた培養基が配置されていました。ゴードンさんは朗読の前にセラチア菌の培養液でうがいをしています。もし口から菌が飛んで培養基の上に落ちれば、時間とともに増殖して、やがてはこの菌に特徴的な深紅のコロニーが現れる、というわけです。英国下院の議場はテレビや写真で見る通りそれほど大きくはありません（図16－4）。それでも、培養の結果は、演壇のゴードンさんから最も離れた議場奥の列に置かれた培養基にも、深紅のコロニーが出現しました。

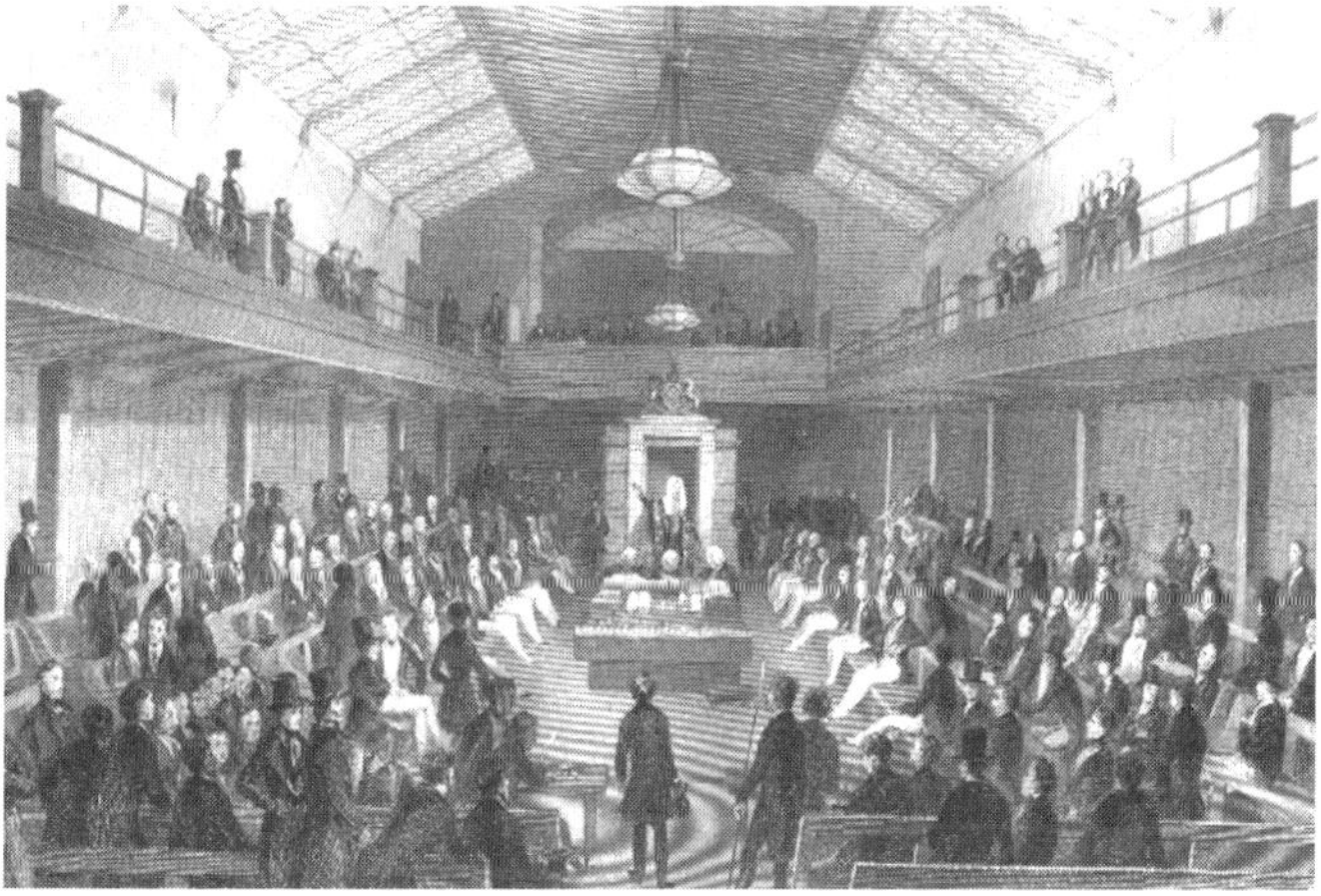

図16-4 イギリス下院

食品工場を回っていると、せっかくマスクをしていながら、息苦しいというので鼻だけ出していたり、となりの人と話すときに声がこもらないように下にずらしたり、という光景がときどき見られます。けれども、アンディ・ロディックのサービスや、ゴードン教授のセラチア菌についての話をした後では、マスクをすることの意味がよく理解されるようです。

## 体からも

人の皮膚はほぼ一カ月で新しく生まれ変わるといわれます。日々、表皮の一部が剥離し、それとともに表皮に付いている細菌は外に飛び出します。空気中にどのくらいの細菌が飛んでいくのでしょうか。例をあげると、表16-3のようになります。これによると、わずか一分の間に数百、数千の菌が人から離れ、空気中に浮遊することがわかります。もともとの皮膚固有の細菌ばかりでなく、二次的に皮膚を汚染した病原菌なども当然飛んでいきます。食品の製造から流通・消費の段階を通して、人からの細菌が重大な汚染源の一つになっていることがわかるでしょう。

人の皮膚に常在する菌の大部分は、人に危害を与えるようなものではありません。例外は鼻の中にいる黄色ブドウ球菌で、これが食品に付いて増殖すれば毒素を作り、食中毒の危険を招きます。また、食中毒菌の患者や保菌者がもっている病原菌も、もしそれが腕、手指、顔などに付いていれば、はがれた皮膚の細片（落屑）に付いて食品を汚染します。

**表16-3　人体からの細菌の飛散**
（いくつかの報文から抜粋）

| 場　所 | 1人、1分間の飛散数 |
|---|---|
| 診療室 | 3,900 |
| 病　室 | 240 |
| 地下街-夏 | 9,000～13,000 |
| 同上-冬 | 1,000～5,000 |
| 室内-静止 | 10～200 |
| 室内-歩行 | 600～1,700 |
| 同上-早足 | 900～2,500 |

また、病原菌でなくても、皮膚に付いている多くの細菌は、食品の中でも増殖してその食品を腐敗させます。従って食品の管理において、人体からの細菌汚染は無視できません。

## 抗菌グッズはいらない

これまで述べてきたように、人の体が細菌に覆われ、また、一人の人から毎分数百~数千の細菌が飛んでいるということは、人のすむ環境は細菌に充ち満ちているということを示しています。その大部分は幸いにして人には無害なものです。にもかかわらず、抗菌グッズを使いたいという気持ちになるのは、おそらく細菌が人の目に見えないからでしょう。体中に付いている二千億の細菌、部屋に充ち満ちている数十万個の細菌が、もし目に見えるとしたら、抗菌グッズに囲まれている人たちはどんな反応を示すでしょうか。

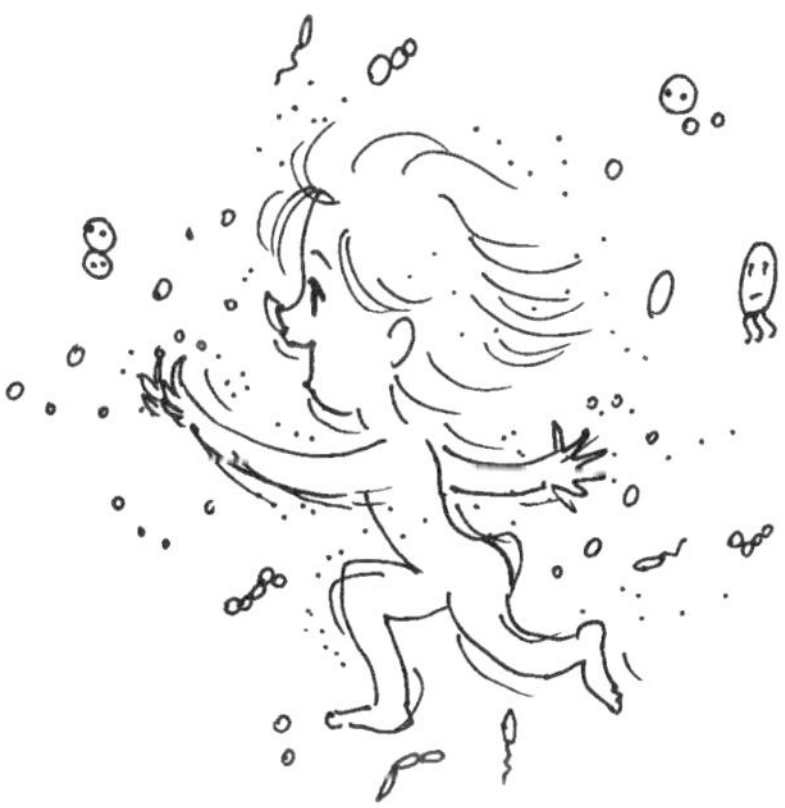

# 17. 消毒剤・殺菌剤
## ——細菌を抑えるために

### 消毒への関心の高まり

食品工場の現場を回って話をするとき、よく受ける質問の中に、「アルコール消毒はどのくらい効き目があるのでしょうか」とか、「まな板は塩素につけたほうがよいでしょうか、それとも日光に当てたほうがよいでしょうか」とか、ときには「自宅の浴室は窓を開けているのに、壁にカビが生えます。対処の仕方を教えて下さい」など、消毒剤・殺菌剤についてのものが多く、皆さんが消毒や殺菌について切実な関心をもっていることがわかります。

二〇〇六年暮れのノロウイルスによる食中毒騒動では塩素系の殺菌剤が売り切れる店も多かったということが報道されました。そのようなこともあって、消毒・殺菌への一般の関心も高まっているようです。

消毒剤・殺菌剤といっても多種類のものが市販されており、その選択に迷うことも多いでしょう。さまざまな名前で出ている家庭用の消毒剤・殺菌剤も、その多くは塩素系の殺菌剤か有機系の第四級アンモニウム塩（逆性石けん）で、そのほかにヨード製剤（ポピドンヨード）、それに昔から使われているアルコール（多くはエタノール）というところでしょうか。

工場などではそのほかに、殺菌・消毒剤として二酸化塩素、過酢酸なども使われ、また、殺菌法としては紫外線、オゾンなど、さまざまな方法が使われます。

これらのほかにも、まだ数多くの殺菌剤、あるいは殺菌方法がありますが、ここではよく使われる二、三の殺菌剤、殺菌方法にしぼって話します。

## さまざまな用語

消毒に関係する記事や広告の中で、殺菌・消毒・滅菌・抗菌・除菌などさまざまな用語を目にします。ときにはかなりあいまいに使われているようです。

殺菌と消毒もしばしば混同されますが、正確には、《殺菌》とは文字通りそこにいる微生物を殺すこと、さらに厳しく、胞子を含むすべての微生物を完全に殺すことを強調したいときは《滅菌》という言葉を使います。これに対して《消毒》というのは、すべての微生物を殺さなくとも、人（ときには動植物）に有害な微生物を殺すという意味です。

このほかに、前章の中で出てきた《抗菌》という言葉は、微生物を殺したり、あるいは殺さないまでも増殖を防ぐという、より広い意味で使われているようです。《除菌》というのはわかりにくい言葉ですが、一般にはそこにいる細菌をある程度、たとえば百分の一に減らす効果のある洗剤などに対して「除菌効果がある」といっているようです。

次に、よく使われる消毒剤・殺菌剤について見ていきます。

## 第四級アンモニウム塩

第四級アンモニウム塩と呼ばれている有機化合物にはさまざまな種類のものが含まれます。日常的にわたしたちが目にするのは、その中の塩化ベンザルコニウム（オスバンなど）、塩化ベンゼトニウム（ハイアミンなど）を代表とする消毒剤です。そのほかに、前章「人の体表の細菌」で述べた抗菌グッズの繊維には、有機シリコン第四級アンモニウム塩というものが多く使われています。

オスバンやハイアミンなどの逆性石けんは家庭でも、病院、学校などでもよく使われています。細菌胞子には効きませんが、きわめて低い（〇・〇五％程度の）濃度でも多くの種類の細菌を殺すことができます。

気をつけなければならないのは、汚れの中に有機物が含まれていると、その効果を失うことです。消毒用に使っていた逆性石けん液が汚れてセラチア菌などが増殖し、手を洗った看護婦・医師の手が汚染源となって院内感染が起き、患者が死亡するというような例が、わが国でも外国でもよくみられました。

## 次亜塩素酸

次亜塩素酸の製剤も、ナトリウム塩、カルシウム塩などの形で多く市販されています。皆さんもカビキラー、ブライト、ハイター、ミルトンなどの名前は目にしたことがおありでしょう。一般には塩素系殺菌剤と呼ばれることもあります。プールの消毒でも塩素消毒という言葉が使われますが、これも塩素そのものを使うわけではなく、次亜塩素酸の殺菌力を利用しているのです。

次亜塩素酸は大部分の微生物に対して強い殺菌効果があり、細菌胞子にも弱いながら効果があります。使うときに心得ておかなければならないことは、アルカリ性下では効果が落ちるということです。

次亜塩素酸は、水の中で

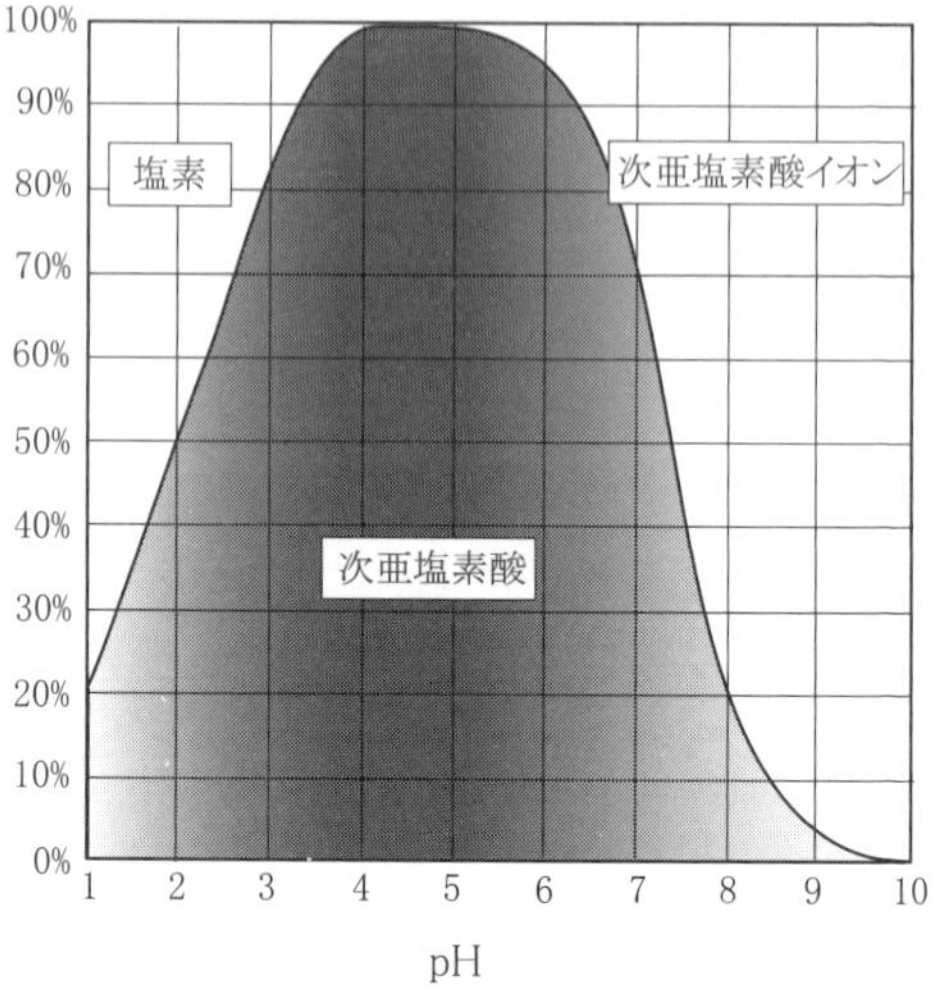


**図17-1　酸性・アルカリ性下の次亜塩素酸の変化**

次亜塩素酸⇄次亜塩素酸イオン
　＋水素イオン

のように、次亜塩素酸イオンと水素イオンに変わります。この変化（解離）はアルカリ性下で加速されます。この次亜塩素酸イオンの殺菌力は、イオンになっていない次亜塩素酸に比べると数十分の一から百分の一というように格段に小さくなります。次亜塩素酸の溶液に酸またはアルカリを加えてpHを変えてみると、pH四〜五の弱酸性では次亜塩素酸の形が一〇〇％ですが、アルカリ性のpHでは、代わって次亜塩素酸イオンが増えていきます。その様子を図17-1に示します。このように、pHが高くなるにしたがって次亜塩素酸が解離し次亜塩素酸イオンに変わります。pH八程度のアルカリ性下では次亜塩素酸は二〇％程度、次亜塩素酸イオンが八〇％になっています。

逆にpHが酸性側に傾くと、今度は次亜塩素酸が塩素に変わっていき、pH二程度では塩素と次亜塩素酸の比率がほぼ同じになります。高濃度の次亜塩素酸溶液ではpHが四程度でも塩素ガスが出てくるので、危険です。家庭の主婦が次亜塩素酸の殺菌剤をトイレ掃除用の塩酸製剤と混ぜたために、塩素ガスを吸い、倒れたり、中には亡くなった例もありました。

いずれにしろ次亜塩素酸系の殺菌剤は、中性より少し酸性側に寄ったところ、つまりpH五〜六の範囲で安全に最も高い効力を発揮するということになります。しかし、家庭でこのようなpH調整を行うのは無理でしょう。

次亜塩素酸系の殺菌剤は広い範囲の微生物に有効で、その意味では万能の殺菌剤と言えますが、しかし、弱点もあります。一つは殺菌剤の溶液にタンパク質などの汚れが混じると、殺菌作用が低下してしまうことです。そのため、消毒液が汚れてきたら、新しい液と変えなければなりません。つまり、逆性石けんと同じような欠点をもっています。

次亜塩素酸系の消毒剤については、さらに、その腐食性によって皮膚が荒れる、機械がさびるという問題があります。また、この消毒剤の臭い（塩素臭）が食品に残るという欠点もあり、効力は強いけれども、なかなか使い方の難しい薬剤です。

## アルコール

毒性も、悪臭もなく、さらに揮発して消えるなど、アルコールは殺菌剤として優れた特徴をもっています。アルコールに浸した脱脂綿をタバコの箱くらいの金属ケースに入れて持ち歩いていた人を昔はよく見ましたが、今ではウエットティッシュにとって替わりました。

アルコールの中でも、ふつうに消毒用として使われるのはエタノールですが、イソプロパノール（イソプロピルアルコール）も、これと並んで使われています。

エタノールについては、濃度によって効果に違いのあること、また、すべての微生物を殺すものではないことの二点に留意することが必要です。

消毒用のアルコールは水で薄めて使いますが、このときの濃度がカギで、重量比にして七〇%、つまり、アルコール七〇g（約九〇ml）に対して水三〇g（三〇ml）を混ぜ合わせたときに最大の殺菌力をあらわします。濃ければ濃いほど殺菌力が強いだろうと思うのは間違いで、九〇%以上では逆に効果は大きく落ちてしまいます。

また、三〇%以下の濃度ではほとんど効果はないと言っていいでしょう。ただ、薄い濃度のアルコールでも長時間作用させれば、徐々に殺菌力を発揮してきます。この間の様子は図17-2に示した通りです。例えば、三〇%の濃度では一分作用させても菌の四〇%が生き残っていますが、一〇分作用させると死滅しています。この例では大腸菌に対するアルコールの効果を示していますが、消毒の対象とする菌の種類により、本来の効果も、また、時間による効果のあらわれ方もかなり違います。

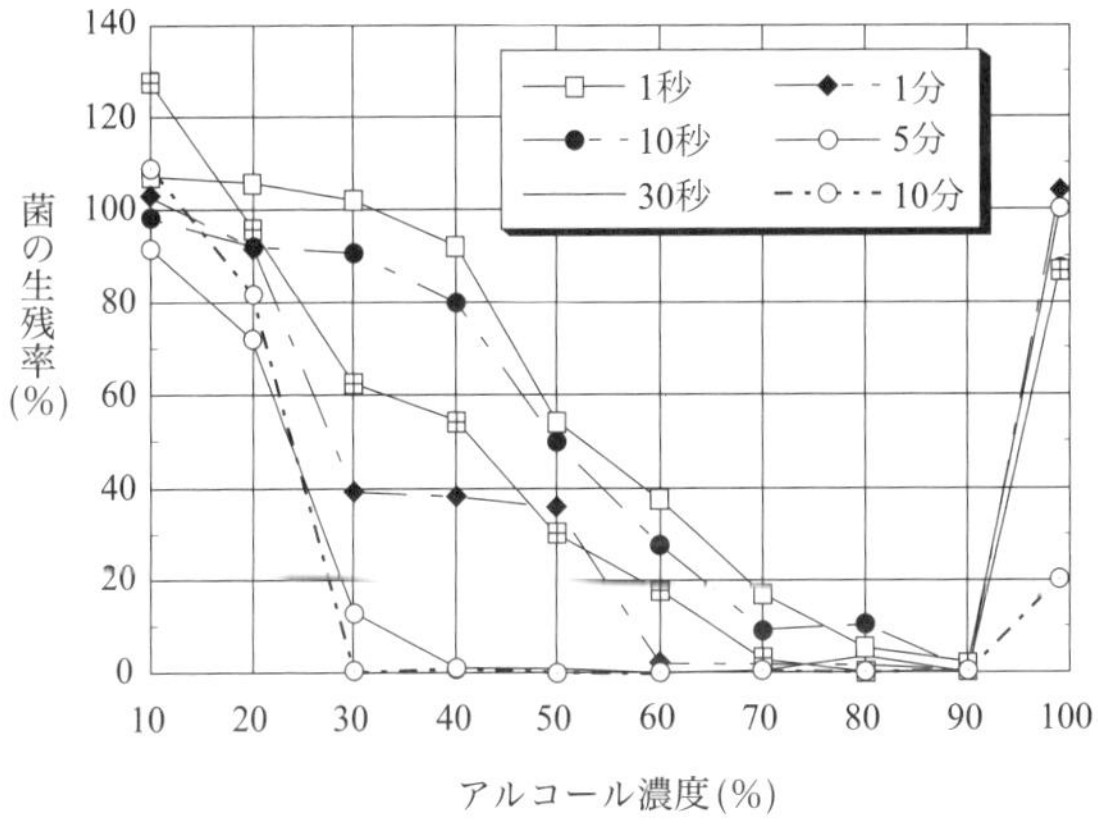


**図17-2 アルコールの殺菌力の経時変化**

ふつうの消毒では手を五分も十分もアルコールに漬けておくことはないでしょう。したがって、二〇%、三〇%というような薄いアルコールではほとんど効果はないと思ってください。濡れた手や、水洗いをしたばかりのまな板や器具にアルコールを噴霧しているのを見かけることがありますが、噴霧したとたんに水で薄められて効果はありませんから、気休めというものです。

なぜ七〇%で効果が一番高いのか？　ということは長い間未解決の《なぞ》でした。西信之さん(現分子科学研究所)は、これについて、新しい考えを提唱しています。その説によると、アルコールは水の中で均一に分散しているのではなく、ミクロの目で見ると、いくつかのアルコール分子が縦横につながって平面的な板状の構造（クラスター）を作っています。クラスター板の下面は水をはじき、油になじみやすく（疎水性）なっている一方、上面は水になじみやすい部分（親水性）で、そこに水分子が付くと、アルコールのクラスターは安定になります。このクラスターは微生物の表面の膜にもぐり込み、膜を壊してしまう、―それがアルコールの殺菌作用のメカニズムだと言います。微生物の膜は脂質を主成分としているので、アルコールのクラスターの疎水性部分がすべり込みやすいのです。アルコール溶液中に安定なアルコール‐水クラスターが最も多くなるのは、アルコール分子と水分子が同数のときです。アルコールの分子は水分子より大きく重いので、アルコール七〇：水三〇のとき、アルコールと水の分子が同じ数になります。つまり、微生物に対して殺菌性をもつクラスターが最も多くなるというわけです。

たいへん説得力のある、魅力的な説ですが、それが正しいかどうか判断するだけの知識がわたしにはありません。また、この説が実証されたわけでもありません。いずれ、その方面の専門家たちがこのアルコールクラスター説の正否について検証してくれるでしょう。

アルコールについて、もう一つの問題は、細菌の胞子（芽胞ともいいます）に対しては、どのような濃度でも効果がないことです。細菌（バクテリア）にも、カビにも、酵母にもアルコールは効果的な殺菌剤ですが、細菌の胞子だけは殺すことができません。

アルコールが胞子に対して無効果ということは、食品産業では面倒な問題になります。工場などでは洗剤や石けんで手を洗ったあと、アルコールをスプレーしてから工場の中に入るという手順をとっているところが多くあります。その場合、それで安全というわけではなく、細菌の胞子は殺菌されていないのだということを心得ておかなければなりません。

細菌の胞子は多くの消毒剤に対して抵抗力が強く、これを殺すのは至難のわざです。先の次亜塩素酸製剤を高濃度で、または長時間作用させる、あるいは紫外線・オゾンに長時間さらすなどが最も有効な対策だろうと思います。

## 紫外線による殺菌

紫外線は微生物のDNAを壊し、その増殖を止めます。DNAは紫外線を吸収し、そのエネルギーがDNAを作っている四つの塩基の一つ、チミン同士を結合させて、チミン二量体というものに変えてしまいます。その結果、DNAの複製ができなくなり、増殖が止まるのです。

紫外線はかなり強力な殺菌作用をもっています。熱にも乾燥にも強い抵抗力をもち、多くの殺菌剤に耐える細菌胞子も、紫外線に対してはそれほど大きな抵抗力は示しません。細菌を殺す紫外線量の、ほぼ二倍程度の強さで胞子も死滅します。

ただ、紫外線の殺菌力は光の当たるところだけで、例えば木のまな板のように、菌がまな板の包丁キズに深く食い込んでいるようなところには殺菌効果はありません。また、紫外線は水中では急速に吸収されてしまい、水の濁りの程度にもよりますが、一〇㎝ほど通る間に効果がなくなります。したがって、空気や薄い水の層の殺菌、機械・器具表面の殺菌には紫外線は有効なものであると言えるでしょう。

紫外線による殺菌について、案外知られていないのはカビに対しては効果が小さいということです。多くのカビの胞子が紫外線に対する高い抵抗性をもっており、とくに青、緑、黒の色の付いたカビは紫外線に強い。なかには、細菌胞子にくらべて十倍もの紫外線エネルギーに耐えるような種類があります。これはカビの生態を考えるとうなずけることです。胞子を作る細菌のもともとのすみかは土の中ですから、細菌の胞子が紫外線にさらされる機会はあまりないのに対して、カビは、ちょうどタンポポの綿毛のように、空気中に胞子を振りまくことによってあちらこちらに広がり、繁殖するという戦略をとっています。空気中の紫外線にやられないために、カビは胞子の中に紫外線よけの色素を貯えて、抵抗するのです。このことは、私たちがサングラスをかけて目を保護するのに似ていますね。

紫外線に対して全く無傷というわけではもちろんありませんが、カビの中には紫外線に強いものがあるということを覚えておいてください。

余談ですが、紫外線ランプを使うときは光が目に入らないように気をつけましょう。直接目に入れるのはもちろんいけませんが、壁に向けて紫外線ランプを取り付けているような場合も、壁の材質、塗料によっては五〇％あるいはそれ以上の紫外線を反射させていることがあります。このことは、わたし自身も二度ばかり経験したことですが、気がつかないうちに紫外線が眼に入ると、眼が充血して夜も眠れないほどひどく痛みます。

このようにさまざまな殺菌法がありますが、その使用はつねにデリケートな問題を含んでいます。菌を殺すという手段は、同じ生物である人間にも危害を及ぼさないはずはありません。また、微生物が固まりになって小さな隙間に入っていたり、あるいは細菌自身の作る粘質物の膜、いわゆるバイオフィルムの中に埋め込まれ、食品や器具の表面にこびりついていると、逆性石けんや次亜塩素酸に限らず、アルコールなどでも殺菌効果は損なわれます。そのような場所を無理やり殺菌しようとすると、過剰な殺菌になり、われわれの健康を損ね、器具や食品素材そのものを損なうことにもなります。「殺菌の前の洗浄」が肝要です。

# 18. 血液型と食中毒
## ——B型とノロウイルス・A型とO157・O型とコレラ…？

### 人の性格と血液型

ストレスが溜まったときにあなたはどうしますか？　という質問に対して、「川の土手や、公園のような人気(ひとけ)のないところで時を過ごす」、という答えを選ぶ人はA型の血液型をもつ人に多くて、その比率はB型の三倍に達するそうです。ＡＢ型の人は旅行に行ってもお土産を買ってこない、とか、一人でよりも親しい友人たちと食事をしたがるのはA型だとか、血液型《占い》が日本ではいつでも大流行です。

表18–1　血液型と病気のかかりやすさ

| 病　気 | かかりやすい型 | 比較の相手 | かかりやすさ |
|---|---|---|---|
| 胃ガン | O | A | 1.22倍 |
| 乳ガン | O | A | 1.28倍 |
| 唾液腺悪性腫瘍 | O | A | 1.64倍 |
| 十二指腸潰瘍 | A | O | 1.35倍 |
| 十二指腸潰瘍 | O：非分泌型 | O：分泌型 | 1.50倍 |
| 再帰性尿路感染症(女性) | B, AB：非分泌型 | B, AB：分泌型 | 3.12倍 |
| ジアルジア症 | O | A | 3.55倍 |

ジアルジア：食べもの、水から入り腸炎を起こす原生動物

## 血液型と病気

人の気質や行動はA、B、O、ABの四つの型に大別できるような単純なものではないでしょう。しかし一方で、人の血液型が病気と関係のあることは二十世紀の初め頃から論じられてきました。

一九八〇年頃までの研究をまとめると表18–1のようになります（注1）。

ガンや結核などの病気はさておいて、ここでは食べものに由来する病原菌について、血液型と関係あるエピソードをいくつか取り上げてみましょう。

## ノロウイルスと血液型

B型の人はノロウイルスに感染しにくい、という話題を巡って近年数多くの研究が発表されています。例えば五十

## 表18-2　ノロウイルス感染と血液型

| 血液型 | 感染しなかった | 感染した | |
|---|---|---|---|
| | | 症状なし | 症状あり |
| O(26人) | 1(4%) | 8(31%) | 17(65%) |
| A(18人) | 4(22%) | 2(11%) | 12(67%) |
| B(5人) | 2(40%) | 3(60%) | 0(0%) |
| AB(2人) | 2(100%) | 0(0%) | 0(0%) |

一人のボランティアにノロウイルスを飲ませて感染の有無を調べた実験では、表18-2に示すように、B型の人はノロウイルスに感染しにくく、また、感染しても目立った症状は出ないという、B型人間にとってはうれしい結果となっています。ただ、表で見るように、検査した人の数が少なすぎます。AB型のようにわずか二人の人が感染した、しない、というのでは、統計学的には全く結論を出せません。表18-2と同じような傾向はその後の多くの研究で確かめられてはいますが、B型でもAB型でもノロウイルスにかからないというわけではなく、比較的かかりにくいという程度の数字です。

なぜB型人間がノロウイルスに強いのでしょうか。その根拠についての研究もいくつか発表されました。それらについて簡単にまとめてみましょう。

そもそも血液型というものは、それぞれの型に特有の抗原が赤血球の表面に付着していることによって生じます。この抗原は、赤血球だけでなく、唾液などの分泌液にも含まれ、気管や消化管表面の粘液細胞にもあります。消化管に入ったノロウイルスは、小腸上皮の血液型抗原に付着することによって感染が始まると考えられ、この際、O型とA型の抗原には付着するけれども、Ｂ型の抗原には反応しないようです。そのため、Ｂ型の人は感染を免れ、あるいは軽い感染で済むというわけです。また、このような抗原を唾液や消化管粘液に、生まれつきわずかしかもっていない人もいて（日本人では約一六％）、非分泌型と呼ばれます。そのような人たちもノロウイルスの感染を免れるようです。

ただしノロウイルスには、大多数の食中毒で原因ウイルスとなっているノーウォークウイルス株のほかにもさまざまな株があり、それらと血液型との関係はもう少し複雑になります。すなわち、同じノロウイルスでも、株によって違いがあり、Ｂ型でも感染する株があり、逆にＯ型が感染しにくい株もあります。さらに非分泌型の人でも感染する株もあります。このようなノロウイルス株は食中毒にはあまり顔を出さない株ではあるけれども、いずれにせよＢ型だから安心というわけではありません。

## 病原大腸菌Ｏ157-Ｈ7食中毒の後遺症と血液型

一九九六年に堺市を中心に、学校給食で起きた病原大腸菌Ｏ１５７-Ｈ７による食中毒については１章でも述べましたが、一万二六八〇人の患者のうち一二一人が溶血性尿毒症症候群（ＨＵＳ）を併発し、三人が死亡しています。ＨＵＳは、Ｏ１５７菌の毒素が患者の腎臓を損

**表18-3　溶血性尿毒症症候群（HUS）患者の血液型**

（数字は％）

| | A 型 | B 型 | O 型 | AB 型 |
|---|---|---|---|---|
| 一般人（186 万人） | 38.1 | 21.8 | 29.2 | 10.9 |
| HUS 患者（49 人） | 59.2 | 16.3 | 24.5 | 0.0 |

傷し、腎臓障害・貧血・血小板減少など、重い症状がでる病気です。治るのに長期間かかり、死亡率も二〜五％と高くなります。

この事件について、大阪大学医学部の嶋津岳士さんたちは、患者の血液型とＨＵＳとの関係を調べています。

それによると、ＨＵＳにかかった患者（多くは児童）四十九人についてＡ型の患者の比率が高く、一般人のＡ型比率三八％に対して、患者のＡ型比率は五九％でした。一方、Ｂ型では逆に低い比率（一般人二二％：患者一六％）を示し、さらにＡＢ型については、一般人の一一％に対して、患者はゼロという結果でした（表18－3）。

Ａ型の血液型抗原（Ａ型抗原）はＡ型の血液型をもつ人だけでなく、ＡＢ型の人にもあります。したがって、Ａ型抗原がＨＵＳに関係があるかどうかを調べようとすれば、Ａ型の人とＡＢ型の人の数を加えあわせなければなりません。Ｂ型についても同じことです。

このようにして数え直すと、Ａ型抗原をもつ人にＨＵＳが多いという結果は統計的には有意になりませんが、一方、Ｂ型抗原をもつ人に少ないという結果は有意となりました。

血球の表面にはＡＢＨ抗原のほかにも、後に述べるような、数多くの血液型抗原がありま す。そのなかにＰｋという抗原があり、これにＯ１５７‐Ｈ７菌の毒素が結合するのがＨＵＳの始まりだとされています。嶋津さんたちは、Ｐｋ抗原と似た構造をもつＢ型抗原が、Ｏ１５７‐Ｈ７菌毒素と結合することによって、腎臓の尿管表面での毒素とＰｋ抗原の結合を妨げているのではないかと推定しています。

## ピロリ菌と血液型

食中毒菌ではありませんが、食物から入るピロリ菌が胃の中に定着することは、潰瘍、ひいてはガンを起こすリスクにつながることが知られています。このピロリ菌と血液型の関係を調べる中で、胃ガンがＯ型に多い（表18‐1参照）という事実についての一つの説明が浮かび上がりました。

この問題では、ルイス式血液型のｂ抗原というものが重要な役割を果たしています。ルイス式血液型というのはなじみのない方も多いでしょうが、ＡＢＯ式の血液型とは親戚筋にあたります。例えばＯ型の抗原（Ｈ抗原）の先端にフコースという糖がつくとルイスＢ抗原（$Le_b$抗原）になります（図18‐1）。

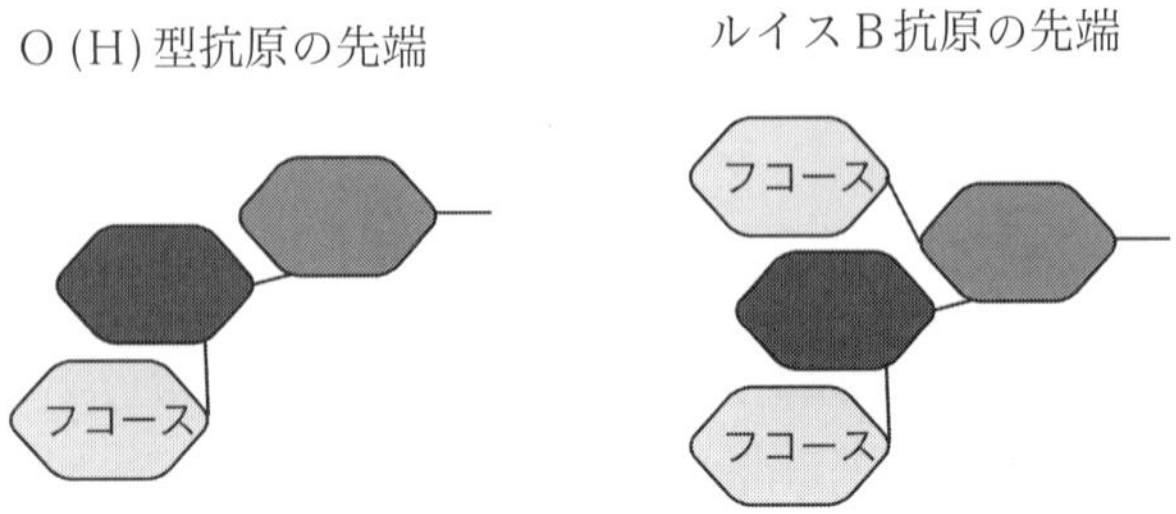


**図18-1　O型の抗原（H抗原）とルイスB抗原**

ピロリ菌は口から入ると、まず胃の表面粘膜細胞のルイスB抗原に付着し、定着と増殖がはじまります。一方、O型の抗原（H抗原）もルイスB抗原と似た構造なので、ピロリ菌に対してA、Bの両抗原よりは付着しやすい性質をもっています。したがって、O型の血液型をもつ人の胃にはピロリ菌が付着しやすく、ひいては潰瘍からさらにガンに進展しやすくなるのだろうと思われます。さらに、ABO血液型抗原を粘膜にもっていない非分泌型の人はルイスB抗原も作れないので、ピロリ菌の付着はさらに少なくなります。

ピロリ菌の胃粘膜に対する付着には、このように、ルイス式、ABO式の血液型抗原が関係しますが、また、そのほかの血液型抗原や白血球の抗原も関係するようです。さらに、年齢、性別、健康状態、たばこを吸う・吸わないなど、さまざまな要素がピロリ菌感染には絡み合っているので、実際は大変複雑な話になります。

## コレラと血液型

コレラについても大規模な疫学調査から、血液型が病気と関係のあることがわかってきました。バングラデシュの下痢症研究センターを中心に、バングラデシュ、スウェーデン、アメリカ、国際保健機構（WHO）の共同で一九七九年から四年間にわたって行われた調査によって明らかになった事実です。

まず、予備的な研究では、健康な対照群を含めて一三六四人（うち病気の患者六八二人）について、コレラ・赤痢・病原大腸菌（毒素原性大腸菌）・ロタウイルスなどの病気と血液型との関係を調べています。その結果は、コレラ以外の病気は血液型との関係が認められないというものでした。コレラについてはO型に多く、AB型に少ないように思われました。

次いで、さらに大がかりな研究が行われ、四一〇人のコレラ患者に加えて、患者と接触している家族二〇八六人、さらに対照として健康人八三四四人の血液型が調べられました。

まずコレラ患者では、O型（六二％）が対照群（三二％）の約二倍、A型、B型は少なく、AB型は、さらに少ないことがわかりました。

次いで、患者と接触した家族について調査を行い、便の中にコレラ菌が検出された人は、発病の有無にかかわらず、感染した者と見なしてカウントしました。このようにして、感染した人、感染しなかった人の血液型を調べると、予想に反して、血液型の差はみられず、家族の中でO型が多く感染するという傾向は認められません。

ところが、さらに調べていくと、感染した家族の中で実際に発病し、コレラ症状の出た人についていては、やはりO型が多く、とくに重い症状になった人についてはは六八%がO型で、感染しても症状のでない人の三六%よりはるかに高い比率であることがわかりました。つまり、コレラに感染した後、発病し、さらに重い状態になる人はO型の血液型をもつ人に多いということになります。

## 病気が地域の血液型を変える？

コレラは、バングラデシュの南半分を占めるガンジス川デルタ地帯の風土病として、有史以前から知られており、紀元前六世紀の『スシュルタ』という医学書にも記載されているといいます。

現代の医学では、コレラは致命的な病気とは考えられていません。患者に水分・塩分・糖分を補給することで、多くは快復します。しかしこのような治療法が普及したのは近年になってからで、かつてはコレラはとくに子どもに対しては致命的な病気でした。

大人になって子どもをつくってから死ぬのに比べて、子どものときの死は、その血液型が失われるという意味で、その地域住民の子孫に及ぼす影響は大きいでしょう。インド大陸のガンジス川流域でO型が少なくB型が多いのは、コレラに対する致死率の高いO型の人が減っていき、コレラに抵抗性のあるB型が残ったためではないかと、先の調査の研究者たちは推測しています。

これと同じような推測が、アメリカ先住民の血液型にO型が非常に多いことについてもなされています。この場合の病気は梅毒で、O型の人は梅毒に抵抗性があるために生き残り、他の血液型をもつ人は生存率が低かったというものです。ただし、こちらのほうはコレラの場合のような明確な研究結果に基づくものではありません。

また、このことに関連しては、北米（オハイオ、イリノイ、バージニア）で発見された四百年以上前の遺体（ミイラ）には梅毒の痕跡が見られないという報告もあります。さらに、梅毒は十六世紀以降、四百年余りにわたってヨーロッパで猛威をふるいましたが（そのすさまじさは岡田晴恵さんの『感染症は世界史を動かす』（注2）に詳しい）、その梅毒がヨーロッパのO型人口を増やしたわけでもないようなので、疑問の残るところです。

病気がその地域住民の血液型を変えるという説は興味を引きますが、その真偽は、人類学や考古学・歴史学・遺伝学の発展による新しい事実によって確かめられなければなりません。

## 血液型の分布

地球上各地域の血液型の分布に影響している要因は、病気とならんで、あるいは病気よりもむしろ、人類が生まれてから現在まで、繰り返し行われた集団移動であるようにも思えます。地球上の異なる地域で、住民の血液型に大きな違いがあるということは、数多くの研究によって示され、それについての著書も多くあります。また、人類が長い歴史の中で、どのような移動を行ってきたかという問題も、ヒト遺伝子の解析技術のめざましい進歩によって、つぎつぎに明らかにされています。日本人はどこからきたのか、ヨーロッパ人は…、という疑問にも、ますます正確な答えが得られるようになりました。

現在の知識によると、現世人類（ホモ・サピエンス）の起源は比較的新しく、東アフリカで今から十～二十万年前に生まれたとされています。十万年前頃には人類は中東に進出していました。そして、五、六万年前頃から、かれらは世界各地に拡がりはじめ、およそ三万年前頃までにはヨーロッパから極東にかけてのユーラシア大陸、インド、東南アジアに到達しています。さらに、今から一万五千年前頃に、当時凍っていたベーリング海を渡り、南北アメリカ大陸への進出をはじめたようです。

一方、農業は九千～一万年前頃に中東、中国、南米など、少なくとも三つの地域で独立に発達したと推定されています。農業の発達によって人口は急速に増え、周辺の地域からさらに遠く、東と西に拡大しました。さらに、二三〇〇年前頃に興隆したモンゴルの牧畜民族が西と南に侵略を開始し、アジア、東ヨーロッパに拡がりました。

このような人類の大移動と結びつけて、それぞれの地域の血液型分布を説明する説もあります。つまり、はじめに、O型である狩猟採集民が世界に拡がり、次いで農耕生活の中からA型を生んだ（選択した？）人類が中東から東と北に、最後に、遊牧生活に伴って生じた（優勢になった？）B型人類が北アジアから西と南に、つぎつぎに展開していったという考えです。

このような推定を根拠に、それぞれの血液型の人には、祖先の生産活動を反映して、異なる食生活が必要だと説く、ダダモ博士の食餌法があります。例えば狩猟採集民を先祖にもつO型者は肉をたくさんとり、穀類・豆類などを控えたほうがよい、また、祖先にならって激しい運動をしなさい…、というように。

血液型信者の多い日本のことですから、市場にもダダモさんの処方にならった食べものがやがて並ぶかもしれません。A型向きサラダ、B型向きジュース、O型弁当…。

それにしても、何千年、何万年前の祖先の体質が、今のわれわれにどれだけ引き継がれているのでしょうか。その間の人々の大移動、混血などに加えて、食物生産の様式も変わってしまっています。例えば、日本人にはO型もB型も多いけれども、狩猟や牧畜を先祖の時代から続けている人はほとんどいない…。

血液型の地域分布に、人類の歴史的な移動が関係のあることは間違いないと思いますが、その全容を明らかにするためには、数多く繰り返された、地球的、また地域的な人間の集団移動についての、詳細な歴史が解きほぐされなければならないでしょう。

だいぶ脇道に入ってきました。このへんで血液型と病気との関係について結論に入りましょう。

## 血液型と病気の織りなす姿

その前に、まず血液型の複雑さについて触れなければなりません。血液型はＡＢＯ式だけではありません。皆さんもＲＨマイナスという言葉をご存じでしょう。ＡＢＯ式、ルイス式のほかにもこのＲＨ式、ＭＮＳ式、Ｐ式、Ｉ式、ダフィ式、キッド式など、数多くの血液型分類法があります。

これらの型についても病気との関係が報告されています。例えばダフィ型の血液型について、ダフィ・マイナスの人はある種のマラリア原虫に抵抗性があることが知られています。また、Ｐ式血液型の抗原には、ウイルスやバクテリア（緑膿菌、大腸菌）が付着しやすいといわれます。その他、さまざまな血液型抗原が、病原性をもつウイルス、バクテリア、原虫などが付着するターゲットになっていることがわかっています。

赤血球表面にある血液型抗原の数は現在二七〇余り、これに一五〇余りのヒト白血球抗原（ＨＬＡ抗原）を加えると、さらに膨大な数になります。動物からヒトへ、さらにその後の進化の歴史を通して、微生物との間の複雑多様な交渉の中から、このような多数の血液型抗原が生まれたことが示唆されます。動物やヒトの側が微生物に対して抵抗するために、さまざまな抗原・抗体を身につけ、一方、微生物側もそれを逆手にとって抗原を付着のターゲットに変えるように変異します。さらにそれに動物・ヒトが対抗して、新しい抗原・抗体を作るというような歴史が繰り返されてきたのでしょう。この複雑で壮大な万華鏡（カレイドスコープ）の画像を総括し、美しい体系に整えられた姿をわれわれが見るのは、もう少し先のことになりそうです。

注１　Garratty G. ed. (1983) Blood group antigens and disease. American Association of Blood Banks, Arlington.

注２　岡田晴恵（２００６）感染症は世界史を動かす、ちくま新書、筑摩書房、東京

# 19. 戦争・テロと細菌
## ——細菌戦争の脅威

### わたしの七三一

「捕虜を引っ張ってきてなあ、人間が飲まず食わずで何日生きるかちゅうような実験をやったのや」—七三一部隊の話をしてくれたのは、京都大学食料科学研究所の所長をされていた藤村吉之助先生でした。昔、わたしの父の同窓だったこともあり、舞鶴の水産学科で栄養学の集中講義をなさるときには、毎晩わが家を訪ねてこられました。「元部隊長の石井四郎は、今、金沢で旅館をやっとるよ」（これは事実ではなかったようですが）。先生は挑発するかのようにわたしのほうを見ながら話します。当時まだ学生の身分だったわたしは黙って聞くだけでした。石井の拠点が京都大学であり、医学・衛生学だけでなく、栄養学の分野からも部隊に徴兵された人もいたのでしょう。藤村先生もそのような人たちの話を聞いたのだと思います。

千葉大学に就職して初めての大きな仕事は、房総半島沿岸の腸炎ビブリオについての調査でした。腸炎ビブリオによる食中毒がようやく問題になりだした頃で、研究室の相磯和嘉先生もその存在を疑いながら、とりあえず確かめてみようと調査を始めることになったのです。このことは9章「海からの病原菌」の項で詳しく記しました。

房総半島南端、安房鴨川の保健所にKさんという技師がいました。穏やかな方で、細菌にまだなじみのなかったわたしは、いろいろな手技を教えていただきました。親しくなるうちに、戦争中、七三一部隊にいたという経歴を打ち明けてくれました。少年衛生兵としてペスト菌の実験を手伝っていたといいます。病原菌は人体を何度も通すとそのたびに毒力が強くなるというので、捕虜にペスト菌を注射し、次いで解剖して菌をとる。これを繰り返し、最後にその培養した菌をネズミに注射し、ノミをたからせて、ペスト菌をもつノミを大量に作るのだそうです。

「残酷ですね」とわたしがいうと、「わたしは医者ではないし、若年で、菌の培養の手伝いでしたが」、とKさんは答えました。

七三一部隊の本拠地は旧満州のハルビン郊外にありました。「丸ビルの十四倍半もある」と、京都大学の同窓会で石井元部隊長本人が自慢したそうですが、その研究所の周りには農場、病院、学校、郵便局が作られ、電車、飛行場まであったそうです。そこで行われていた細菌戦の研究や、中国での度重なる現地実験については数多くの資料や研究報告・書物が出されています。戦後、部隊の責任者や隊員たちは、当然犯罪者として処罰されるべきだったでしょう。けれども、ソ連との冷戦にそなえて、アメリカは、部隊の資料の提供と引き替えに石井部隊の免罪を決めました。最近公開されたアメリカの資料に基づいて、エド・レジスがその経緯を『悪魔の生物学』（注1）で詳しく述べています。

ほかの分野でもそうだったように、医学界でも、非人間的な戦争犯罪の追及が不徹底だったことが、戦後の日本医学界に長く暗い影を落とす原因になりました。

## 戦争での病原菌の利用

病原菌を戦争に利用することは、じつは近年に始まったことではなく、病気が微生物に起因するということがまだ知られない古代からあったといわれます。

その病気で死んだ遺体のそばにいることで同じ病気になることを知っていたモンゴル・キプチャク汗国の部隊は、ペストに冒された兵士の死骸を、ジェノア軍が守るクリミア要塞に、投石機を使って投げ込みました。これがトルコからイタリアを経由してヨーロッパ全域に広がったペスト大流行（一三四七〜一三五一年）のきっかけになったと言われます。この疫病流行による死者の数は、地域によって住民の八分の一から三分の二に及び、死者の総数は二千五百万人と推定されています。ヨーロッパの人口がもとに回復するためには、その後百五十年の年月がかかりました。

コロンブスがアメリカ大陸に到着した一四九二年頃には約一千二百万人いたと伝えられるアメリカ原住民は、二十世紀初頭には三十分の一の四十万人に減ってしまいました。その原因については、彼らの食料としていたバッファローがヨーロッパからの移住者の乱獲によって絶滅し、食べるものがなくなってしまったこと、また移住者が持ち込んだアルコールがかれらの健康と精神を損ねたことなどがあげられています。

しかし最も大きな原因は、かれらが免疫をもたなかった天然痘、はしか、発疹チフス、猩紅熱、チフスなどの病気がヨーロッパや中南米から入ってきたことだと言われます。ヨーロッパ人は原住民が「天然痘に弱い」ことを知り、一七六三年ピッツバーグで、天然痘患者を包んでいた毛布をインディアン居住地に送ったのをはじめとして、何度となく同じような手口で、かれらの絶滅を謀りました。

また、第一次、第二次の世界大戦で化学兵器とともに細菌兵器が使われたという多くの記録があり、井上尚英さんの『生物兵器と化学兵器』(注2)にそのいくつかの例が記されています。

アメリカのイラク侵攻前にも、イラクのフセイン政権が原爆と細菌兵器をもっているという宣伝が流されました。日本の政治家の中にも、イラクの細菌兵器は「スプーン一杯分で約二百万人の殺傷能力」などと、国民感情を煽った人がいました。現地にいる国連の査察団の調査報告よりも、遠く離れたアメリカのブッシュ大統領の偏見に与したのでしょう。

戦争で生物兵器を使うことは、味方にも犠牲者の出る可能性があるし、また、使用した後の消毒も完全に行うことは難しい。実際に使われるとすればおそらくテロリストによる攻撃という形をとるのではないかと言われます。この場合もしかし、細菌を大規模に培養し、そこから菌、あるいは胞子を取り出して、兵器として使える形にするためには、完備した施設と高度の専門家を必要とします。

二〇〇一年十月、郵便物に入れられた炭疽菌の胞子によって二十二人が炭疽病に感染し、五人が死亡するという事件がアメリカでありました。この事件では、犯人は高度の専門的知識をもち、専門の研究所で仕事をしている人物と推定され、細菌兵器の研究で有名なアメリカ陸軍感染症医学研究所の元研究者が取り調べを受けました。しかし、その結末は明らかではありません。

細菌兵器は最も安価な大量破壊兵器だとよく言われます。また、テロリストによって利用される恐れがあるということが強調されています。しかし、細菌兵器は作ることも使うこともテロリストたちにとってはそれほど簡単なことではありません。

問題はやはり戦争です。病原菌を人々の中に振りまくというような非道が行われるのは、つねに他民族に対する侵略と戦争によってです。人という種のもつ最悪の形質を、戦争は無制限に解き放ちます。細菌兵器は、戦争の名の下に行われる数知れない残虐行為の一つの姿でしかありません。このような戦争の道具として細菌が使われることを避ける道は、戦争そのものを止めることです。

この六十年の間、揺れ動きながらもわたしたちは何とか戦争に関わらずに暮らしてきました。同じ年月の間に七十回以上とも二百回以上ともいわれる多くの戦争を、アメリカは世界中でやっています。しかし、世界の平和と安定にそれがどれほど貢献してきたのか、逆に破壊と混乱を広げてきたのではないでしょうか。

日本がこれからも長く平和を維持していくためには、戦争でわたしたちが何をし、また何をされてきたかについての史実を振り返り、深く心に刻み込むことが必要だと思います。

注1　エド・レジス著、柴田京子訳、山内一也監修（２００１）悪魔の生物学―日米英・秘密生物兵器計画の真実、河出書房新社、東京

注2　井上尚英（２００３）生物兵器と化学兵器―種類・威力・防御法、中公新書、中央公論新社、東京

# あとがき

大学を出てから民間企業の中で十年余りを過ごし、その間、社内の勉強会や学会での講演などを通して、食品微生物の話しをしてきました。二〇〇〇年の雪印ブドウ球菌食中毒の後は、さまざまな食品製造の現場を見て回る機会が多くなり、北海道から九州まで、また、中国の天津・青島・海南島などの工場を訪問し、現場の人たちに微生物の話しをし、質問を受けてきました。

ときには易しいことも、難しく表現するアカデミーの世界から、難しいことを易しく話す一般社会への転身を、その中で試行錯誤をしながら、図らざるを得ませんでした。この本がいくらかでも「読みやすい」と感じて頂けるならば、それは、このような経験が役に立ったものと考えます。

本のテーマには、今までの講演の中で取り上げたものも多くあり、また、あらたに加えたものもあります。それぞれのトピックスの中では、せまい意味の食中毒解説にとどまらず、もう少し広い背景の中で、食物の微生物、さらに微生物とわたしたちの関係について話そうとつとめました。とはいっても、最終章の細菌戦争の話題は、食の微生物とは縁が薄いものと思われるかもしれません。ただ、最も忌まわしい微生物利用である《細菌戦争》について、わが国の医学・衛生学の原罪である、〝関東軍防疫給水部〟のエピソードともからめて、多少とも近くにいた語り部として物語っておきたいというのがわたしの意図です。

微生物は、この地球を支配している生物です。四〇億年近くの進化の中で、かれらは環境に適応しながら、地球上のあらゆる隅々にまで住みついてきました。はるかに遅れてやってきたわたしたちは、この多様な微生物たちと、互いに利用し、利用されながら、上手に折り合いをつけていくしかありません。微生物にたいする知識を、よりよい生存のために使いながら、共存を図っていくのがわたしたちのつとめでしょう。

＊

草稿の段階で、多くの方々に読んでいただけたのは幸いでした。それぞれから頂いた忌憚のない意見を取り入れながら、内容・文体ともに、繰り返し手を入れることができました。

数多くの文献の入手・複写に東京大学海洋研究所の塚本久美子さん、木暮一啓さん、東京海洋大学の藤井建夫さん、木村凡さんには特にお世話になりました。メリーランド大学のリタ・コルウェルさんからは、「コレラと地球環境」について、写真と手紙、多くの文献を送って頂き、また《エルニーニョ説》にかの女がたどり着いたいきさつを教えて貰いました。

ともすれば固くなりそうな話題を、ユーモアのあるイラストで飾ってくださった蛭田圭美さんにも厚く感謝いたします。

最後になりましたが、企画の段階から何回となく相談に乗って頂き、また、草稿段階から校正まで、細部にわたって手をいれて頂いた幸書房の夏野雅博さんに厚くお礼申し上げます。

■著者略歴

清水　潮　（しみず　うしお）＜農学博士＞

1959年に京都大学大学院農学研究科博士課程を修了後，千葉大学腐敗研究所助手，助教授。1973年に東京大学海洋研究所助教授，1987年教授。1991年には広島大学生物生産学部教授。1994年から東京農業大学客員教授（2000年まで）を務める傍ら東洋水産株式会社顧問に就任し，現在に至る。

この間メリーランド大学非常勤教授，国際微生物生態学委員会（現国際微生物生態学会）委員長，日本微生物生態学会会長，同名誉会員。

■著書は『食品微生物』（共著　医歯薬出版　1976）『海の微生物』（大月出版　1982）『フグ毒のなぞを追って』（裳華房　1989）『食品危害微生物ハンドブック』（共編・著　サイエンスフォーラム　1999）『食品微生物の科学』（幸書房　2005）など多数。


**食中毒のリスクと人間社会**

2008年3月11日　初版第1刷　発行

著　者　清 水　潮
発行者　桑 野 知 章
発行所　株式会社　幸 書 房

〒101-0051 東京都千代田区神田神保町 3-17
TEL03-3512-0165　FAX03-3512-0166
URL　http://www.saiwaishobo.co.jp
組　版　デジプロ
印　刷　シ ナ ノ





ISBN978-4-7821-0314-2　C1077